现代青少年健康知识

主　编　马金城　杜捷夫

副主编　王桂华　马国全　赵永飞　陶　然

编著者　马金成　马国全　王桂华　杜捷夫

罗晓梅　郝俊勤　赵永飞　陶　然

祝　强　王　婧　郑　斐　马媛媛

刘桂玲

金盾出版社

内容提要

本书分为十六章，多层次地介绍了青少年健康保健方面的有关知识，包括青少年时期性器官养护与疾病防治，传染性疾病、癌症、冠心病、高血压病、肥胖的早期预防，计划生育知识，心理素质培养，幸福婚姻的选择，心理调适方法，合理饮食营养，预防近视眼等；并逐一揭示了吸烟、酗酒、毒品、网瘾对青少年身心健康的危害。适合青少年及其家长阅读，也可作为大学、中学健康教育用书。

图书在版编目(CIP)数据

现代青少年健康知识/马金城，杜捷夫主编．—北京：金盾出版社，2012.6(2016.2重印)

ISBN 978-7-5082-7436-2

Ⅰ.①现… Ⅱ.①马…②杜… Ⅲ.①青少年—保健—基本知识 Ⅳ.①R161.5

中国版本图书馆CIP数据核字(2012)第033650号

金盾出版社出版、总发行

北京太平路5号(地铁万寿路站往南)

邮政编码:100036 电话:68214039 83219215

传真:68276683 网址:www.jdcbs.cn

封面印刷:北京印刷一厂

正文印刷:北京天宇星印刷厂

装订:北京天宇星印刷厂

各地新华书店经销

开本:705×1000 1/16 印张:10.25 字数:110千字

2016年2月第1版第4次印刷

印数:17 001～22 000册 定价:26.00元

前言

青少年时期是长身体的阶段，也是健康生活习惯养成的阶段。在青少年时期，如果不注意养成良好的生活习惯，不能做到管住嘴，迈开腿，合理膳食，而酷爱大鱼大肉，势必会增加体重，为许多慢性疾病的发生埋下祸根。冠心病、脑卒中虽然绝大多数发生于50岁以上的老年人群，实际上这些病是多年各种致病因素日积月累的结果。促使冠心病、脑卒中发生的根源是高血压、高血脂和糖尿病。而这几种慢性疾病是潜伏于人体的“暗流”，它们大多数形成于青少年时期，经过几十年的发展，到老年之后会像山洪一样突然暴发。

大学生和中学生是青少年的主体。编写本书的目的是以大、中学生为靶向人群，加强对大、中学生防病知识的教育，让他们逐步了解常见疾病发生的原因与危害，逐步养成健康的生活方式。大、中学生是有文化、有知识、有活力的群体。他们求知欲高，探索能力强。根据青少年的这些特点，本书选择与他们健康成长息息相关的内容，在多位专家共同努力下，将深奥的医学问题用通俗易懂的语言进行科学的描述，使其具有易读能懂的鲜明特色。

由于我国早已实行独生子女政策，目前80%的孩子都是独生子女，所以关心青少年健康是支持国家独生子女政策的配套工程。试想一下，家庭中的独生子女病了，变成为残疾甚至病故，不仅使这个家庭失去了未来，老无所靠，老无所养，也必然给国家增添巨大的压力。独生子女不能够健康成长，这不仅仅是一个家庭的不幸，也是国富民强、长治久安的巨大障碍。加强青少年的健康教育，是家庭幸福的需要，也是建设和谐中国的需要。青少年健康，中国才富强；青年幸福，国家才能长治久安。

千里之行，始于足下。只要从现在开始，人人重视青少年的健康教育，我国高血压病人将减少 50％，高血脂病人将减少 40％，糖尿病病人也将减少 70％。到那时，我国不仅是个富强的大国，同时也是个健康的大国。一个富足强盛的中国才能真正屹立于世界民族之林，真正做到“国有贤臣安社稷，家无病子累爹娘”。

本书共分为十六章，多层次地介绍了青少年健康保健方面的有关知识，包括青少年时期性器官养护与疾病防治，传染性疾病、癌症、冠心病、高血压病、肥胖的早期预防，计划生育知识，心理素质培养，幸福婚姻选择，心理调适方法，合理饮食营养，预防近视眼等；并逐一揭示了吸烟、酗酒、毒品、网瘾对青少年身心健康的危害。本书适合于青少年及其家长阅读，也可作为大中学生的健康教育用书。

马金城

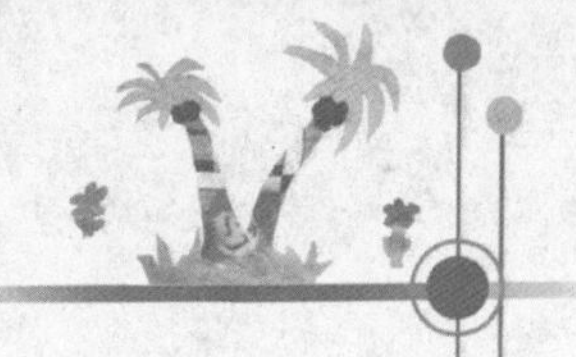

目录
CONTENTS

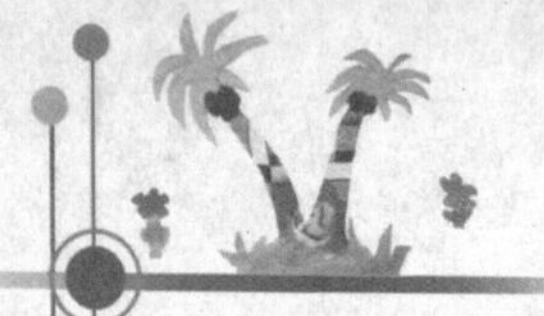

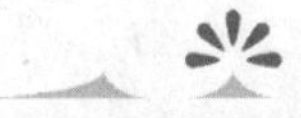

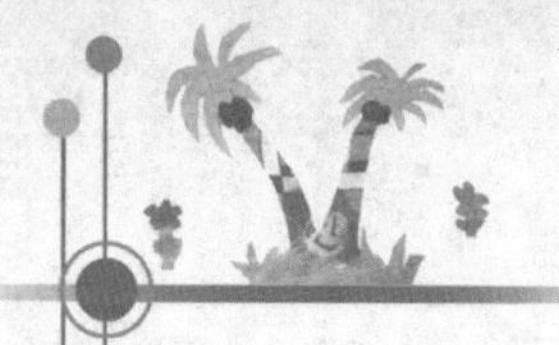

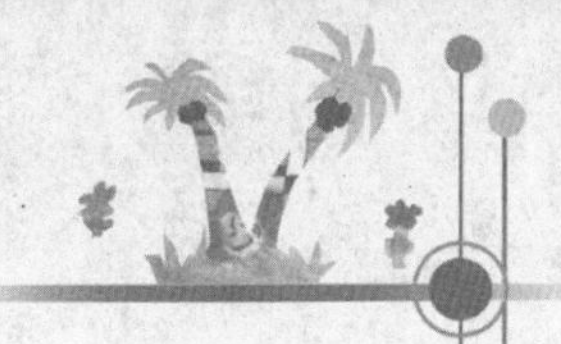

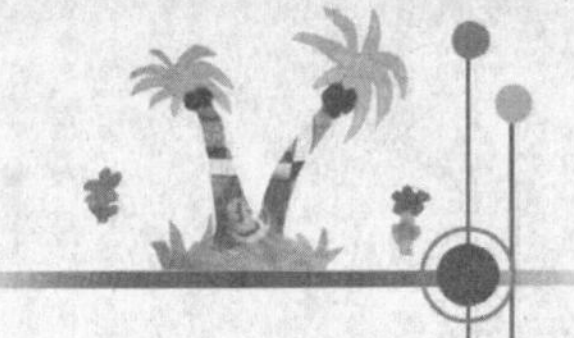

第一章　阻挡传染病的突袭

人体发生疾病，大体可归纳为两种形式，一类是由外界病原体侵入人体引发疾病，这类疾病统称为感染性疾病。因它们能在人与人之间相互传播，又称传染性疾病或传播性疾病。流行性感冒、伤寒、麻疹、非典型性肺炎、艾滋病等，都属于传染性疾病。另一类是由于人体细胞蜕变引起的疾病，如高血压、糖尿病、癌症、肿瘤等疾病。

一、什么是传染性疾病

传染性疾病能在人群中快速传播，对人类健康危害较大，如发生于1889～1890年、1918～1919年、1957年全球性的流行性感冒大流行，便使数千万人失去生命。在人群密集的地区，如城市社区、大中院校最容易发生传染性疾病的流行。因此，加强传染性疾病防治知识教育，是防止传染性疾病流行最有效的措施。

20世纪上半期，传染性疾病是我国人死亡的重要原因。新中国成立前，麻疹、天花、结核病、百日咳及伤寒病发病率很高，相当多的少年儿童由于感染这些疾病而死亡。到20世纪后期，随着中国国力的不断提高，人民居住环境得到很大改善，同时，由于有效抗生素的广泛使用，疫苗的出现，有些传染性疾病已得到很好预防和控制。有的传染病已基本消失，如麻

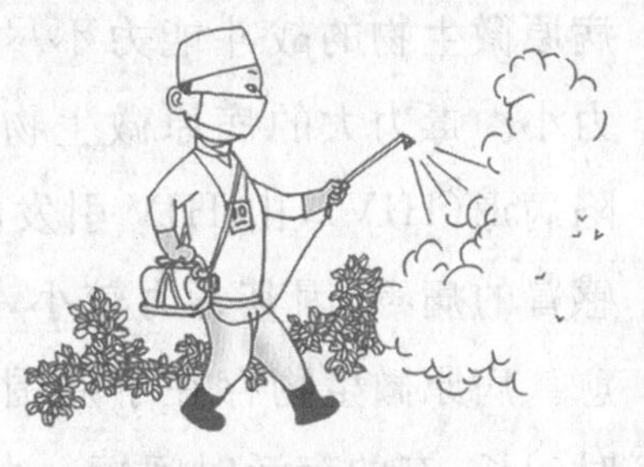

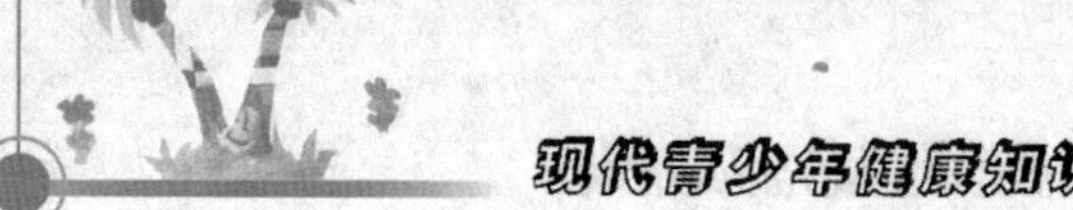

疹、天花、霍乱等。

人类的发展史是一部不断与疾病作斗争的历史。在控制住一些原有的传染性疾病后，又不断出现新的传染性疾病在挑战人类的健康，如艾滋病、非典型肺炎等，都是以前不曾有过的疾病。目前，对这些疾病仍无较好的治疗方法，可用于预防这些疾病的疫苗还没有研究成功，所以与传染性疾病的斗争仍然十分艰巨。

二、传染性疾病的传播途径

传染性疾病对人类健康危害较大，主要因为它们能在人群中快速传播，发生传染性疾病大流行。如发生于2003年的非典型肺炎，最早的病例发生于广东，在短短的一两个月之内，快速传播到首都北京。

使人发生传染性疾病的物体叫病原体，由于它们很微小，又称为病原微生物。这些病原微生物用肉眼不能发现，只能在显微镜或电子显微镜下才能发现它们。引发人类疾病的病原微生物主要包括：病毒、细菌和真菌。当这些病原微生物进入人体以后，没有被人体防御体系消灭，就会在人体内生存下来并大量繁殖，使人体发生疾病。病原微生物的战斗能力不尽相同，有的破坏能力强、毒力大，有的毒力小。毒力大的病原微生物往往引起更严重的疾病，如人类免疫缺陷病毒(HIV)，由HIV引发的艾滋病死亡率很高。而引发人类普通感冒的病毒，因其毒力较小，所引起的普通感冒一般在1周内就能自愈。病原微生物存在于周围环境中，有的怕热，有的耐寒，有的存活时间长，有的存活时间短。由于病原微生物生存条件不同，所以它们的传播扩散能力也不同。

传染性疾病在人与人之间传播，主要有两种方式：直接传播和间接传播。直接传播有3种类型：人体表面接触传播，如接吻、接触和性传播；飞沫传播，如病人打喷嚏把病毒或细菌喷射到健康人体；以及粪便污染传播，如健康人的手接触到病人粪便，把细菌或病毒带入口内发生疾病。病人与非病人之间的间接传播主要是依靠某些载体相互传播，如水、食物、衣服等。我国肝炎发病率很高，肝炎病毒以食物传播最为广泛，与肝炎病人同时进餐，使用肝炎病人使用过、未经彻底消毒的碗筷，都容易感染病毒性肝炎。

控制传染性疾病传播的有效方法就是切断传播途径。2003年，我国发生的非典型性肺炎，之所以能很快得到控制，就是由于措施得力，对发病人群采取严格的隔离措施，严禁病人与非病人接触。同时进行严格的消毒措施，对病人周边的空气、土地、物品进行彻底消毒，全面切断非典型性肺炎病毒的传播途径。

传染疾病危害大，
相互传染最可怕。
致病载体微生物，
身边环境处处有。
一旦进入人体内，
大量繁殖把病发。

三、传染性疾病发病规律

传染性疾病的发生与发展遵循一定的规律。了解传染性疾病发

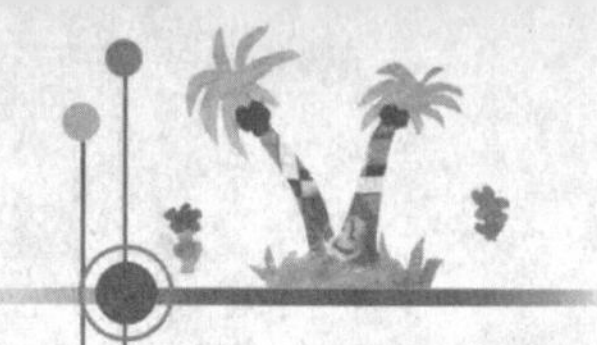

生发展的规律，就能够采取有效的措施去对付他们。传染性疾病一般要经历5个阶段，即潜伏期、症状前驱期、临床症状期、症状消退期及恢复期。

1. 潜伏期 这个时期主要指病原体已进入人体并不断繁殖，但其毒力还没有达到病人出现临床症状的程度。不同疾病病原体的潜伏期各有所不同。有的几个小时，有的可长达数月。潜伏期长短取决于病原体的毒力，病原体在人体内的浓度，以及被感染者免疫反应的水平。被感染者自身的健康状况对潜伏期也有一定的影响，体弱的人潜伏期可能短些。在潜伏期，病人虽然没有疾病的临床表现，但他体内已存在一定量的病原体，故有一定的传染性。

2. 症状前驱期 在潜伏期，病人只是一个携带病原体阶段，不会出现疾病的任何临床反应。假如以一个人过桥来比喻，潜伏期仍在平地阶段，到了症状前驱期相当于一个人接近上桥的爬坡期，这个阶段持续时间很短。此期间病人表现一些非典型的症状和体征，如流眼泪，流鼻涕，轻度发热和一定的疲劳感。这些症状一般较轻微，还没有严重到让病人卧床休息的地步。处于这个时期，病人要有一定的警觉，要认识到自己可能患病，应去看医生。如果对这个阶段放松警惕，并过于劳累，很可能加重病情，给疾病的治疗也会增加一定难度。

3. 临床症状期 这个时期相当于一个人过桥已经到达桥上了。在这个时期，由于病原微生物毒力或繁殖浓度已达到高峰，被感染者的防御体系被彻底摧垮，表现出疾病的典型体征或症状。在此时期去医院进行生化检查一般对传染性疾病能作出诊断。病人在这个阶段会感到很痛苦。严重者可能不能行动，必须卧床休息。此期病人传染性非常强，健康人没有有效的防护措施，千万不要接触此期的病人，尤其是肝炎、肺炎、艾滋病等传染性疾病患者。

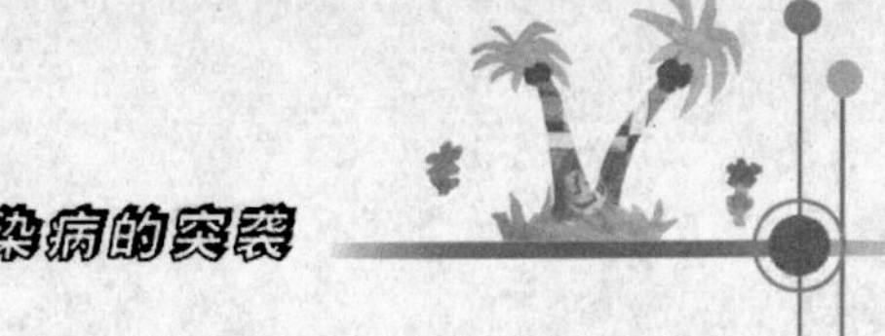

4. 消退期 对于一些轻度的传染性疾病，或者经过治疗的严重传染性疾病，病人在经历过严重的症状阶段以后会过渡到症状消退期。此期病人会感觉症状好转，不像以前那么难受。在进入症状消退期以后，如果病人不能很好地休息，疾病还可能复发。经常患感冒的人会有这样的体会，稍好一点就外出活动，马上就会感觉更难受。所以，病人在进入这个阶段后，一定要继续休息，以待康复。有些严重的传染性疾病，或没有得到适当治疗的疾病，病人可能没有这个阶段，疾病会继续加重，直到死亡。感染艾滋病的病人，一般都是这样的情况。

5. 恢复期 疾病进入恢复期后，严重的临床症状和体征基本消失，病人感觉轻松舒适。进入恢复期后，病人有一定的传染性，故不应进入人群聚集的地方。此期病人体力较弱，仍应彻底休息。由于身体较弱，特别容易再感染其他感染性疾病。

> 传染疾病有规律，
> 治疗休养须注意。
> 从轻到重分步走，
> 了解疾病几个期。

四、人体的防御体系

在致病微生物进入人体以后，人体也存在防御病原微生物进攻的防御体系。进入的病原微生物与人体防御体系将会进行一场攻防的激烈战斗。如果人体防御坚固，消灭了入侵的病原微生物，疾病就不会发生。假如人体防御被摧垮，则病原体进入后大量繁殖，释放大量毒素，就会使人发病，表现出某种特定的临床症状。了解人体防御

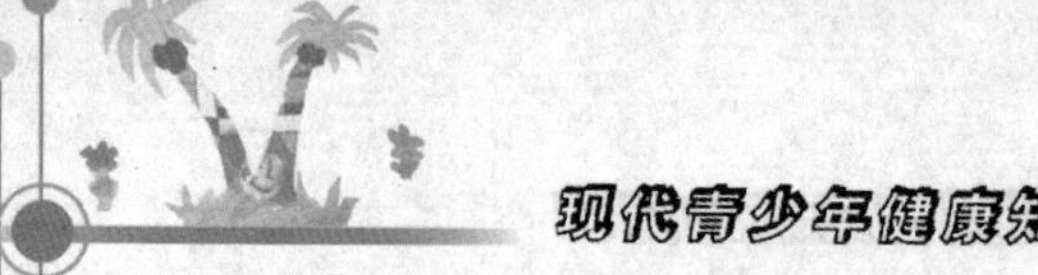

作用,不断加强抗病力是预防传染性疾病的重要措施之一。

1. 人体机械防御体系 机械防御体系又称物理防御体系,它的作用是阻止病原微生物进入人体。如人的皮肤、呼吸道和胃肠道的黏膜可阻挡病原微生物的进入,鼻毛和气管表面的纤毛也有阻挡细菌入侵的作用;人的眼泪也有防御作用,眼泪可以冲洗掉眼表面的病原体。这些物体主要起阻挡隔绝作用,所以称为机械防御体系。当皮肤受到划伤以后,病原体可从伤口进入人体而引发感染;经常吸烟,可以损伤呼吸道表面纤毛的功能,容易患气管炎症;戴隐形眼镜(眼角膜镜)可影响眼泪的分泌而引发眼部感染。了解人体机械防御体系的功能,就可注意保护与巩固它们的作用,充分发挥它们的抗"外敌"入侵的能力。

2. 人体细胞防御体系 人体第二个防御体系就是细胞系统,又称人体免疫系统。它们在抵抗感染方面可起到主战场的作用。所谓免疫就是免除人体患传染性疾病的能力。人体内的白细胞是最重要的防卫细胞,当外来病原体进入人血液内,白细胞会奋起反击,围攻或消灭入侵的病原微生物。人在发热时,去医院看病,医生一般都会让病人抽血化验,化验后往往会发现白细胞数量增多,白细胞增多就是因为外来病原体入侵并激活人体细胞防御系统,导致白细胞大量增加,以便发挥更强大的反入侵功能。

巨噬细胞是人体内最大一类白细胞,它们的战斗力很强。外源性病原体进入人体后,巨噬细胞会吞噬吃掉它们。巨噬细胞与病原体结合后,形成抗原复合体,抗原复合体激活辅助性 T 细胞。人体血液内 B 细胞在辅助性 T 细胞的帮助下转化为浆细胞,浆细胞能产生抗体,同时具有记忆的功能。当外来病原体(抗原)再次入侵人体,浆细胞便会认识它们,会释出大量抗体物质去消灭抗原(病原微生物)。有些人感染了传染病之后,在体内产生抗体,具有消灭外来抗原的能

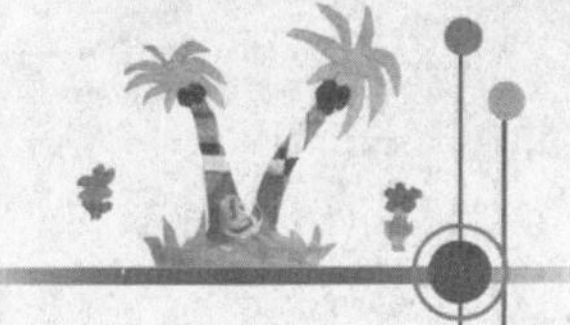

力，就不再第二次感染这些疾病了，像麻疹、天花都属于这种性质的传染病。有些传染性疾病，人患病后，体内产生的抗体很少或根本不能产生抗体，便仍然会发生再感染，如流行性感冒。现在的科学家可以人工制造抗体，如把乙肝病毒灭活后注入其他动物体内产生抗体，然后提取这些抗体，再注射入人体而起到防御传染病的作用。把利用此种方法生产的抗体称为疫苗。给未感染过严重传染病的人群注射疫苗，可防止严重传染病的发生。如流感疫苗、天花疫苗、水痘疫苗等，可控制许多烈性传染病，有效减少或基本消灭这些严重的传染性疾病。

病原入侵似敌寇，
一攻一防在战斗。
患病与否很难料，
阻挡病原最重要。

五、认识几种常见的传染性疾病

1. 普通感冒 普通感冒是人类最为常见的传染性疾病，俗称“伤风”。在一生中不患感冒的人几乎没有。普通感冒是由感冒病毒引起，病毒种类很多而且经常变异，可反复感染人类。普通感冒传染性很强，在拥挤的人群环境中，它可很快扩散并传播。

普通感冒的症状多样化，最常见的有流清鼻涕、流眼泪、浑身酸痛、轻度发热。在这些早期症状过后，患者还会出现咽红、咽痛、咳嗽等，患感冒的人嗅觉减退，食欲下降。

在感冒初起时就应给予治疗，一般情况下，患病几天之后，感冒症状渐轻，病情趋于缓解。患感冒后，应少去人群密集地方，如商场、

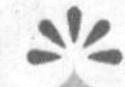

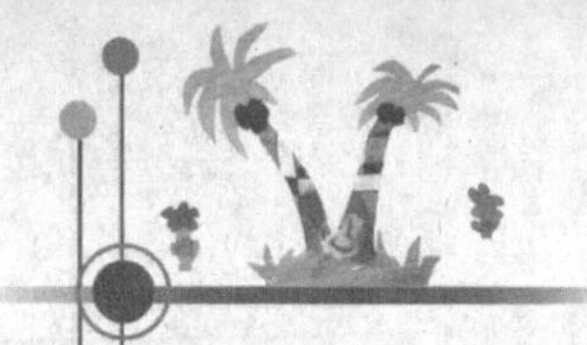

舞厅、歌厅等。应多喝水、吃清淡饮食并适当休息，不要疲劳工作。由于感冒是由病毒引起，所以一般使用抗生素无效。只有感冒后继发感染的情况才需使用抗生素。

患感冒以后，可以服用抗感冒药治疗，如清热感冒冲剂、止咳糖浆、阿司匹林等。药物只能减少身体的不适而不能治愈感冒。适当休息治疗后，普通感冒多在1～2周内痊愈。如果感冒持续时间长并出现寒战，发热在38℃以上，并出现明显胸痛，气短或咳嗽，则应到医院看医生。进一步检查是否并发其他感染，如肺炎。有些人认为感冒不算病，不注意休息治疗是不对的，因为感冒病毒还可继发其他严重的疾病，如心肌炎、肾炎等。这些疾病可致人伤残或死亡。因此，每个人必须记住：当感冒持续2～4周后仍未痊愈，必须到医院接受进一步检查与治疗。

普通感冒一般是通过手接触性传播，应经常洗手，特别是在与感冒病人接触之后，应用肥皂反复清洗，以阻断其传播途径。

感冒虽小也是病，
长期不好会要命。
经常洗手须记牢，
预防感冒效果好。

2. 流行性感冒　流行性感冒俗称流感，由流感病毒引起。流行性感冒要比普通感冒严重得多，有些流感会呈暴发性流行，在短期内可使大批人死亡。流感极易引发严重的并发症。

流感的症状有发热、寒战、咳嗽、咽痛、头痛、胃肠道功能失调，以及肌肉酸痛。患流感以后，病人要多喝水，卧床休息，可以服用阿司匹林治疗，但切记儿童千万不要服用阿司匹林。有些抗感冒病毒的药物可以减轻流感症状，必要时也可以服用。在流感流行季节，老人可以注射抗流感疫苗来防止流行性感冒的发生。因为老年人往往经不住流感病毒的攻击，患流感后可致老年病人死亡，而且患流感的老年人也容易并发其他严重的疾病，如肺炎等。流感疫苗对年轻人效果也不错，体弱且经常患流感的年轻人，在流感流行季节如每年冬春季节，也可以提前注射流感疫苗预防流行性感冒的发生。

3. 肺炎　肺炎与感冒不同，感冒由病毒引起，而引发肺炎的病原体有多种，如病毒、细菌、衣原体、支原体、真菌都可引起肺部炎症。肺炎是各种病原体致使肺部炎症的统称。在上述引起肺炎的致病体中，以细菌性肺炎最为常见。

肺炎的发生多与人的抵抗力低下有关。在患其他疾病致免疫力低下的病人，极易继发细菌性肺炎，年轻人在患普通感冒或流行性感冒时，如不注意休息与治疗，可使病情加重，也易并发肺炎。虽然肺炎在老年人和幼儿中发病率高，年轻人也不能忽视，加强体能锻炼，增强人体免疫力，是预防肺炎的最好办法。

肺炎的典型症状是寒战、咳嗽、胸痛，尤其以咳嗽为主要表现，在有些成年人，肺炎症状不十分明显，这必须引起人们足够的重视。如在患感冒以后，长期全身不适或胸痛，应主动去医院接受检查。

胸部 X 线检查是确诊肺炎的最有效方法。有经验的医生通过胸片就可以认定是否患肺炎，但要进一步认清是何种病原微生物感染的肺炎，只有进行患者痰微生物培养加以确认。

4. 单核细胞增多症　单核细胞增多症是由病毒感染所引起。其典型特点是患者血液内单核白细胞（白细胞的一种）数量明显增多。单核细胞增多症也是年轻人中易发生的一种疾病。人们把单核细胞增多症戏称为“接吻性疾病”，这是因为在接吻接触中极易传播单核细胞增多症。

单核细胞增多症的典型症状有无力、头痛、低热、淋巴结肿大，特

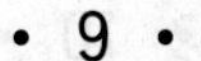

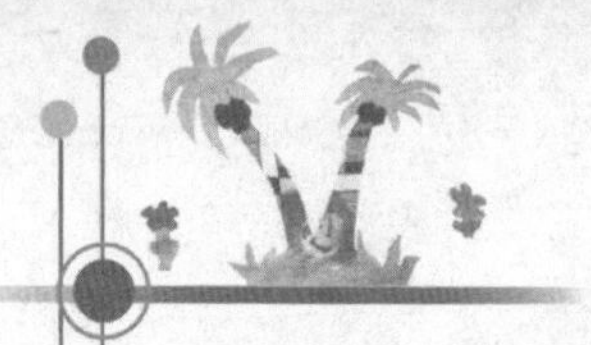

别是颈部淋巴结，以及咽红，有些病人还会感到精神疲劳和抑郁。在急性期过后，无力或疲劳感可持续很长时间，甚至可达几个月。根据症状医生可初步作出诊断。但要确诊还要靠抽血化验检查，可发现病人血液单核细胞明显增多。

单核细胞增多症是由病毒引起，所以治疗不宜使用抗生素。单核细胞增多症的治疗包括卧床休息和服用药物。发热可以服用阿司匹林，咽痛可服用清咽合剂。在某些严重病例也可使用激素治疗，应多喝水，适当加强营养，有利于患者康复。

目前，对单核细胞增多症无疫苗可防。预防的最好办法：①加强营养。②规律锻炼。③足够睡眠。④环境舒适。⑤避免接触病人。

亲密男女一见面，
接吻动作最常见。
接吻能把感情表，
有些疾病也来到。
单核细胞增多症，
接吻青年常见病。

5. 慢性疲劳综合征 慢性疲劳综合征简称 CFS，是 1985 年才确认的一种新传染性疾病。慢性疲劳综合征是 Epstein Barr 病毒引起。该病在 30～40 岁的白领女士较为常见。主要症状有疲劳、头痛、肌肉酸痛、发热、注意力不易集中、变态反应和抑郁。对慢性疲劳综合征目前还没有疫苗可以预防，也无有效的治疗方法。对待慢性疲劳综合征的病人应劝告其多喝水，注意休息，吃些清火饮食。对症治疗是最常见的治疗方法。发热可服用阿司匹林，有变态反应性症状表现，可以服用抗过敏性药物。

6. 肝炎 肝炎是肝脏出现炎症反应的一种疾病。肝炎常见临床

症状包括发热、恶心、食欲减退或丧失，腹痛和黄疸（眼或皮肤变黄）。肝炎由肝炎病毒引起，此病毒有多种类型，如肝炎 A 病毒、B 病毒、C 病毒、D 和 E 病毒。由某种病毒引起的就称为某种肝炎，如 A 型肝炎（又称甲型肝炎），B 型肝炎（又称乙型肝炎），C 型肝炎（又称丙型肝炎），D 型肝炎（又称丁型肝炎），E 型肝炎（又称戊型肝炎）。

甲型肝炎主要由粪便污染的水、食物传播。乙型肝炎传播方式较多，如性接触，静脉药物注射。乙型肝炎进程缓慢，是继发肝硬化肝癌的主要根源。现在已有乙肝疫苗可用于预防乙型肝炎。丙型肝炎传播方式与乙型肝炎相同，性接触、输血，共用注射器等。目前，丙型肝炎发病人数不断攀升，每年大约数十万人感染丙型肝炎。D 型肝炎与乙型肝炎类似，也是通过性接触传播，如未加保护的性交、口交，极易传播 D 型肝炎，D 型肝炎治疗难。E 型肝炎主要由污染的水传播，目前 E 型肝炎发病率较低。

7. 艾滋病　艾滋病是目前人类最危险的传染性疾病。艾滋病于 1981 年首先在非洲发现，现已传遍全世界，我国每年新发现艾滋病病人80 万～100 万，死亡病例高达 50 万以上。

艾滋病（AIDS）也是病毒感染性疾病。其病毒称为人类免疫缺陷病毒，简称 HIV。HIV 主要攻击人的免疫细胞辅助性 T 细胞，使人体失去免疫功能，因而容易发生各种严重感染。受 HIV 感染的病人，抗病能力极其低下，对细菌、真菌及其他病毒等致病微生物易感性很强。

在感染艾滋病以后，人体抵御外来病原微生物的能力全面崩溃，全无抗病能力，其他病原微生物感染是病人死亡的主要原因。由于 HIV 感染病人抗病能力全面崩溃，所以艾滋病的治疗极其困难。目前无任何有效药物，也无疫苗可用于预防。因此，避免 HIV 感染是防止艾滋病的关键。

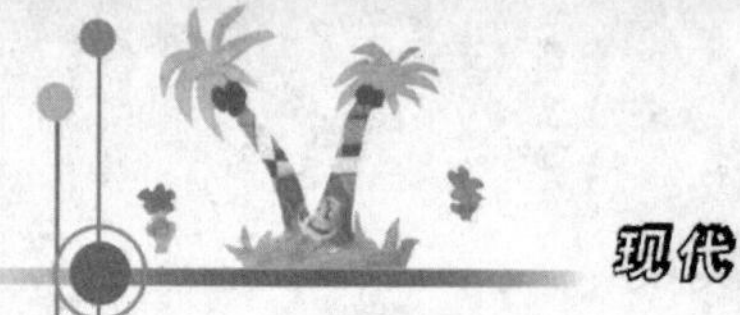

(1)艾滋病的传播:感染艾滋病病毒主要通过血液、精液和阴道分泌物扩散。与患艾滋病的患者性交或使用被 HIV 污染的注射器极易感染艾滋病。因此,从事性交易的妓女、卖血的人群,以及同性恋者是艾滋病高发人群。艾滋病还可通过母婴传播。怀孕的母亲感染艾滋病病毒(HIV),极易把病毒传播给婴儿。泪液、汗液及唾液中 HIV 浓度极低,一般接触这些液体不大容易传播艾滋病。但由于人的口腔极易出现牙龈出血,与口腔出血的艾滋病人接吻被传染艾滋病的机会很大。在男女性交时,女性患艾滋病的危险远远大于男性,是因为男性精液中的病毒浓度要远远高于女性阴道液中的浓度。女性在与未经 HIV 检测的男性做爱时,一定要采取保护措施,坚决果断地让男性戴上避孕套,以保护女性免遭艾滋病毒感染。

(2)艾滋病的临床症状:艾滋病感染初期患者一般无临床症状,属于无症状期。艾滋病的潜伏期较长,可长达 6 个月到 10 年,平均 6 年左右。在潜伏期,感染者没有任何临床表现,像健康人一样,但此时感染者体内已存在 HIV,具有传染性。这也是艾滋病传播难以控制的主要原因。

对于无症状的艾滋病感染者,确诊主要依靠血液化验测定 HIV 抗体。但人感染 HIV 以后抗体的形成约需数周到 3 个月,所以进行 HIV 筛查时发现艾滋病感染者较为困难。有些到血站献血的感染者,虽然他们体内已有 HIV,但还没有形成抗体,容易被漏检。这也是目前无法彻底杜绝输血传染艾滋病的原因所在。

一旦感染上 HIV,尽管潜伏期很长,但最终总是要出现症状,终身无症状带毒者极其少见。艾滋病的症状包括疲劳、发热、食欲丧失、体质下降、腹泻、夜间出汗、淋巴结肿大等。

(3)艾滋病的诊断:艾滋病的诊断一靠症状,二靠血液化验。在疑似病人血液内检测到 HIV 抗体就可以确诊。

(4)艾滋病的治疗：目前，还没有有效的艾滋病治疗药物，预防艾滋病的疫苗也没有研究成功。有些蛋白酶抑制剂已引入临床，这些药物只能减少病毒颗粒的复制，但不能根本上消灭艾滋病病毒，所以，它们只能起到延缓病人的死亡时间，不能拯救病人的性命。对于艾滋病的传播，关键在于选择安全的性伙伴，在性爱过程中，采取严格防护措施。

(5)艾滋病的预防：艾滋病能预防吗？答案是肯定的，艾滋病可以预防。加强艾滋病知识宣传，使人们对艾滋病的危害有足够的认识，积极行动起来，彻底控制艾滋病的传播是能够办到的。目前，虽然艾滋病在大学生人群中发病率较低，但随着性自由观念在学生中广泛传播，大学生是处于危险的人群。有许多办法可以防止艾滋病的传播，如不要性乱，在做爱时采取严格保护措施(如戴避孕套)，就可以阻断艾滋病病毒的传播途径。

患艾滋病真可怕，
治疗起来难度大。
十人九死不夸张，
一旦患病心发慌。
性爱接触不注意，
疾病传染好时机。

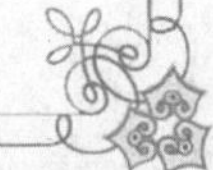

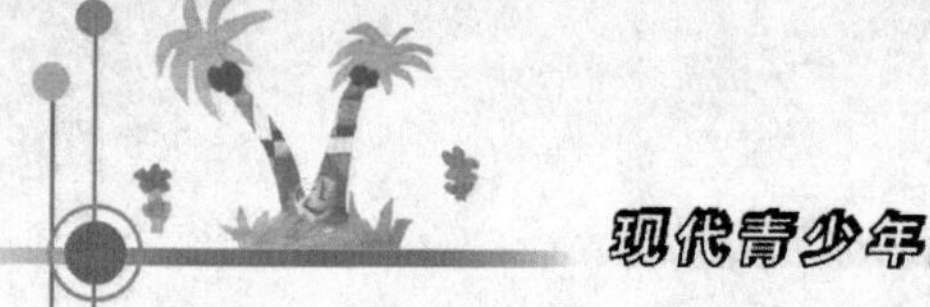

第二章　筑起防癌万里长城

一、了解癌症是如何发生的

人体与社会团体一样神奇，是由多个“功能集团”巧妙构成的。这些“功能集团”被人类称为器官。细胞是组成器官的最小单元，作用相同的细胞联合构成组织。功能相同的组织联合在一起构成器官。作用相同的器官又一起构成人体的各个系统，如循环系统、呼吸系统、泌尿系统、生殖系统、内分泌系统等。它们像国家各级部门一样，执行各自的功能，如循环系统负责向人体输送血液，呼吸系统主司人体气体交换，泌尿系统掌管体内水和废物排出。更新换代是人类发展的固有规律，衰老的前辈完成自己的历史使命自觉退出历史舞台，让位于新生代，周而复始，生生不息。体内的细胞与人类社会类似，同样存在着新旧轮回的过程。衰老细胞死亡后，具有新生活力的新细胞代之而生。

人体细胞也存在类似于人类社会的“监察机构”。这种神秘结构被称做细胞“调控机构”，医学上命名为“调控基因”。其职能是保证新细胞在复制演变过程中，能按前辈细胞模式生长并具有同样的功能，不能背道而行，自行其是。细胞中除了“调控基因”，还有承担其修复细胞损伤的“修复基因”和抑制细胞畸变的“抑制基因”。“调控基因”、“修复基因”和“抑制基因”相互协同作战，执行着防止新生细胞癌变的艰巨任务。这些基因是防止细胞癌变的第一道防线。这些细胞基因，具有两面性。功能正常时，可防止新生细胞癌变，反之则不能履行正常的功能，新生的细胞就会癌变。使细胞癌变的基因称为致癌基因，具有潜在的癌变作用。医学上又称为“原癌基因”，原癌基因也称为“癌前基因”。

癌细胞增长极快，寿命长于正常细胞。由癌细胞变成的癌组织挤占正常组织，破坏正常组织的功能是癌症致命的关键。癌细胞能通过血液扩散，在新到部位生长繁殖，如肝癌细胞扩散到肺、骨、胃等部位而继发肺癌、骨癌和胃癌等。癌细胞一旦转移，彻底手术切除十分困难。

异常肿块、肠出
血、体重减轻是重要
的癌症早期报警信号！
癌症
诊断

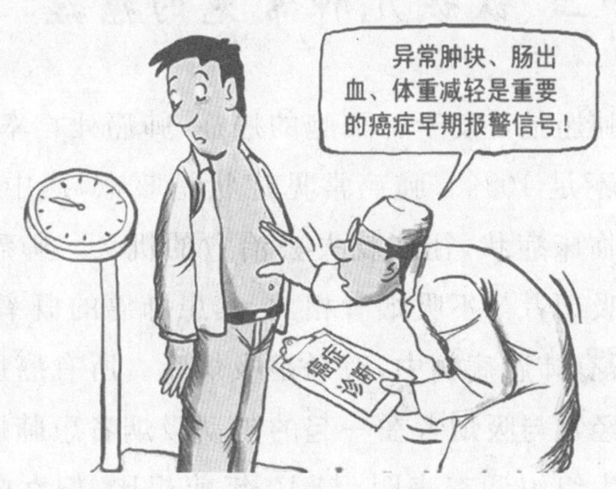

在癌基因的刺激下，正常细胞转化为癌细胞。出现癌细胞并非一定都形成癌症，癌细胞还必须突破人体第二道防御系统，即人体免疫系统。癌细胞出现后，由于它们不同于正常细胞，能被人体的卫兵免疫杀伤细胞识别，并消灭（吞噬）癌细胞，这样人体就不会发生癌症。只有在人体免疫力低下时，体内免疫杀伤细胞功能减弱，才能使新生的癌细胞生成、发展，形成具有临床症状的癌症。

人体所有细胞都存在“原癌基因”，也就是说，人体所有细胞都有癌变的可能。何时出现癌细胞受多种因素影响，如吸烟、空气污染、

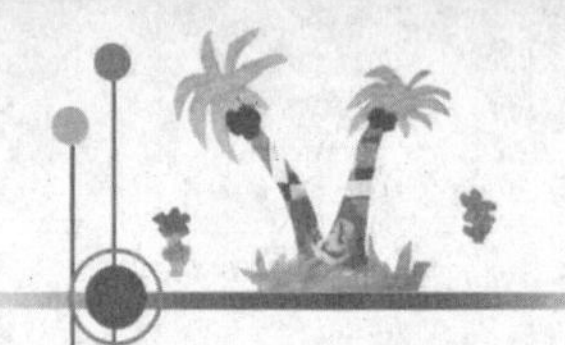

水污染、有毒物、食物中脂肪含量过高等有害因素可以导致细胞“基因突变”。“基因突变”是指细胞内原本存在的“调控基因”、“修复基因”和“癌细胞抑制基因”在有害因素作用下，突然变为致癌基因的过程。目前研究发现，人体衰老、自由基的产生和放射性刺激都可导致基因突变而引发癌症。病毒也有致癌作用，可在人和动物体内引发癌症。目前，已确认猫的白细胞病毒，人类的免疫缺陷病毒（HIV），疱疹病毒，以及人乳头瘤病毒，可以使人体细胞内的原癌基因变为致癌基因，引发形形色色的癌症。

二、认识几种常见的癌症

1. 肺癌 肺癌是首发于肺细胞的癌症，肺癌死亡率极高，肺癌病人5年生存率不足10%。肺癌常见症状是咳嗽，痰中带血和胸痛。一旦出现肺癌临床症状，往往就失去治愈的机会。肺癌的主要危险因素是吸烟。吸烟者与不吸烟者相比，其患肺癌的概率要高数百倍。据国外统计，所有肺癌病例中，87%是吸烟者。所有癌症死亡病例中30%是肺癌。经常与吸烟者在一起的被动吸烟者患肺癌的概率也很高。据世界卫生组织调查表明，与10年前相比，妇女中吸烟人数增加，女性患肺癌的比例比10年前增加20%。肺癌已超过乳腺癌成为女性的首要死亡原因之一。减少烟草的消耗可有效减少肺癌病例的发生。

2. 乳腺癌 乳腺癌是女性仅次于肺癌的二号杀手。目前，几乎每8个女性中就有1人可能患乳腺癌。随着女性年龄增加，患乳腺癌的危险加大。但乳腺癌早期发现并治愈的成功率很高，未扩散转移的乳腺癌患者，其治疗成活率超过5年者达97%。

因此，40岁以上的女性，应每年到医院进行一次乳腺检查，其中

必须包括乳腺X线检查。每个月由自己进行乳腺触摸检查。对于年龄在20～39岁之间的女性，每3年应进行1次乳腺X线检查，每月进行1次自我乳腺触摸检查。已婚的女性，在做爱时应经常请男伴进行乳腺触摸检查。一旦发现乳腺有包块，应立即到医院请医生检查。乳腺活体组织检验是确认乳腺癌的最佳方法。对于未转移的乳腺癌，手术切除效果很好。对于已有淋巴结转移的病人，在术后应配合进行化疗或放疗。

以下女性患乳腺癌的危险较大：①月经初潮来临时年龄偏小的女性。②绝经期较晚的女性。③未生育的妇女。④生育年龄偏大的女性。⑤具有乳腺癌家族史的女性。⑥喜食饱和脂肪酸含量高的肉类食物的女性。⑦臀部肥胖的女性。⑧喜爱喝酒的女性。⑨经常服口服避孕药的女性。⑩使用雌激素替代治疗的女性。

3. 肠癌　结肠、直肠癌统称为肠癌。肠癌死亡率排行第三，仅次于乳腺癌和肺癌。肠癌有两种类型，即上皮细胞癌和淋巴癌，这两种类型癌都可以在结肠、直肠出现。

肠癌的症状有：直肠出血、便中带血和排便习惯改变。尤其50岁以上的人，突然出现排便习惯改变并持续10天或更长的时间，应到医院检查。每两年可进行1次便血检查，每5年进行1次结肠直肠镜检查。及时切除结肠、直肠息肉也有助于预防肠癌。每天进行规律的运动或定时服用阿司匹林也能预防或减慢肠癌的发生。多吃肉少吃水果蔬菜的人发生肠癌的机会较高。水果和蔬菜中含有抗氧化能力强的多种维生素和食物性纤维，具有一定的抗癌作用。在日常饮食中，应多吃蔬菜和水果。吸烟也能诱发肠癌，50岁以上的人戒烟有助于防止肠癌的发生。

4. 卵巢癌　在我国，每年大约有20万卵巢癌新发病例。每年卵巢癌死亡病例在15万左右。大多数卵巢癌发生于40岁以上。没有

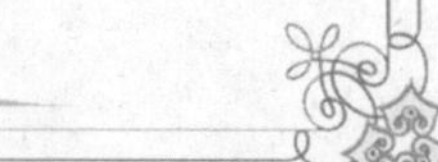

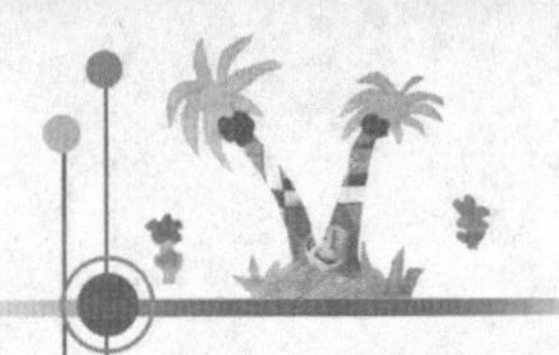

生育和月经初潮时年龄偏小的女性，60 岁以上的女性，卵巢癌发病率很高。女性月经周期中，雌激素水平越高，患卵巢癌的危险性越大。在卵巢的细胞中 BRCA1 抑制基因（与家庭性乳腺癌和卵巢癌相关的基因）易于成为癌变基因，增加发生卵巢癌的危险。卵巢癌多无明显的症状，仅有的症状多为消化不良或胃胀气等非特异性症状。故称为“无声”的癌症。卵巢癌一般只有在卵巢超声检查时发现。40 岁以上的女性，应每 2 年进行 1 次妇科超声检查。卵巢癌死亡率高，女性应警惕卵巢癌发生。

5. 睾丸癌 睾丸癌多发生于 20～35 岁的男性，在青壮年中比较常见。在儿童期睾丸从腹腔下降年龄较晚，腹股沟温度略高，都是诱发睾丸癌的危险因素。睾丸癌症状不十分明显。早期可在睾丸一侧发现略痛的小肿块，睾丸逐渐增大，并有坠胀感。女性在孕期使用激素治疗，也易于导致所生男孩儿患睾丸癌。年龄在 20～35 岁的青壮年男性，应经常自我触摸睾丸，以便及时发现睾丸硬结或肿块，早发现、早治疗，效果比较好。

6. 胰腺癌 胰腺癌死亡率极高，被诊断为胰腺癌的病人 5 年存活率只有 4%。胰腺癌多发生于男性。由于胰腺癌直到晚期才有症状，因此早期发现有困难。年龄大，糖尿病、胰腺炎，喜欢吃油腻食物，以及肝硬化，都是诱发胰腺癌的危险因素。

三、防癌的六大措施

癌症已成为中国人的常见病、多发病，癌症的死亡率很高，是致人死亡的第二位疾病。癌症发生与许多因素有关，这些因素称为癌症诱发的危险因素，具有癌症危险因素的人，患癌症的风险较大。下面介绍几种防癌的措施，希望大家在了解癌症的危险与性质后，能自

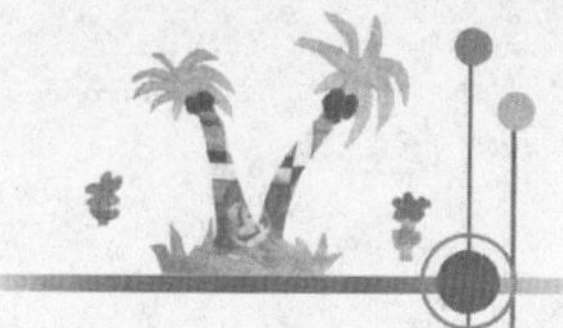

觉行动起来，改变不良的生活习惯，筑起坚固的抗癌防线，减少癌症的发生。

1. 仔细选择职业　癌症与职业有关，经常与致癌剂接触容易发生癌症，如工作环境中的杀虫剂、有机溶剂、烃类化合物、苯类化合物，以及空气中的纤维物质都具有一定的致癌性。前几年在广州出现鞋厂女工患再障性贫血病例就是职业致癌的典型事件。对于环境中存在致癌物质又缺少严格防护措施的工作岗位，应慎重选择。勿因金钱的诱惑而牺牲自己的性命。

2. 不要吸烟　吸烟与癌症发生关系密切，吸烟不仅能诱发肺癌，吸烟也能促发肠癌、胰腺癌、乳腺癌。吸烟有害健康，戒烟是防止癌症发生的有效措施。

3. 不良饮食习惯与癌症发生有关　过量摄取肉类食物易诱发乳腺癌、直肠癌、胰腺癌、卵巢癌等。要多吃水果和蔬菜，在水果中有大量的维生素，如维生素 E、维生素 C，以及硒类微量元素，它们有很好的抗氧化作用，是天然的抗癌食物。养成良好的饮食习惯应从娃娃抓起。记住，孩子吃肉过多，尤其常吃麦当劳肯德基类的高脂肪食品，是将孩子送入癌症行列的危险行径。

4. 控制体重　尤其是女性，肥胖是宫颈癌、卵巢癌、乳腺癌发生的高危因素。维持理想的体重是改善健康、减少癌症发生的有力措施。

5. 规律运动　规律运动可减少许多慢性病的发生，如高血压、糖尿病、心血管疾病。适当运动有利于人体组织对氧的利用，减少体内自由基的产生。运动也能增加消除自由基的酶合成、有效防止氧自由基对人体细胞的氧化损伤。规律运动还能防止原癌基因转化为致癌基因，防止癌症的发生。

6. 适量饮酒　适量饮酒有益处，过量饮酒损健康。过量饮酒可

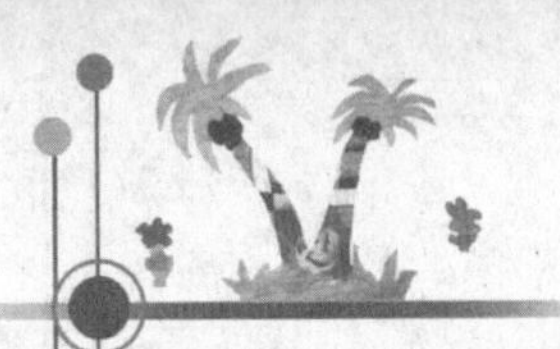

增加多种癌症的发生概率，如口腔癌、喉癌、食管癌、胃癌。适量饮酒可预防心脑血管疾病。所以不主张戒酒，而是提倡适量饮酒。适量的标准如下：男性每日酒精摄入量不多于25克：相当于葡萄酒100～150毫升（2～3两）；啤酒不多于250～500毫升（半瓶至1瓶）；白酒不多于25～50毫升（半两至1两）。女性则减半量，即每日酒精摄取量不多于12.5克。

癌症已属常见病，
人人都可查病因。
了解癌症尽早治，
预防措施记在心。

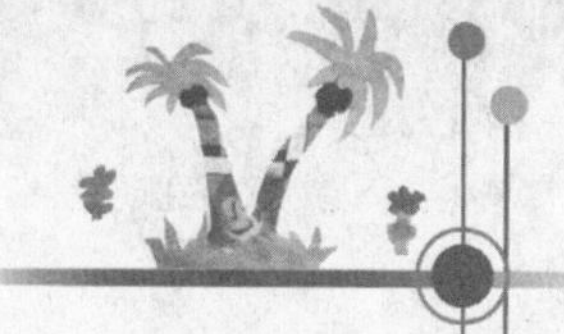

第三章 重视性器官养护与疾病预防

一、男性生殖系统结构与功能

男性生殖系统由内、外生殖器两部分构成。外生殖器包括阴茎和阴囊，内生殖器包括睾丸、输精管、精囊、前列腺和尿道球腺。

男性的阴茎是人体最显眼的外露部分。阴茎以两种姿态存在着，即无性兴奋情况下的疲软状态，以及性兴奋条件下的勃起状态。在阴茎疲软状态下，每个男性之间有一定的差异，有的看似“庞大”，有的看似“渺小”。但在性兴奋勃起时，基本上相差不大。据性学专家统计调查，男性成年阴茎勃起时最短的12厘米左右，最长的17厘米左右，平均为14.5厘米，绝大多数男性阴茎勃起长度都在14厘米左右。极长和极短都占很少的比例，除非有阴茎残缺，基本上不存在阴茎过小的问题。

男性阴茎勃起后形状各不相同，有的像棒槌，有的像蘑菇，世界上没有完全一样的阴茎。

阴茎勃起时，呈圆柱状结构。在阴茎的皮下有3条柱状体组织，位于阴茎背侧的两条柱状体称为阴茎海绵体，内部有许多海绵状腔隙，位于两阴茎海绵体腹侧的一条柱状体组织称为尿道海绵体，在尿道海绵体中间有一个开口向外的管状结构称为尿道。

男性在性兴奋时，阴茎海绵体内充满大量的血液，像充满水的皮管一样，血流进入阴茎海绵体后将阴茎扩张撑大起来，这种状态称为

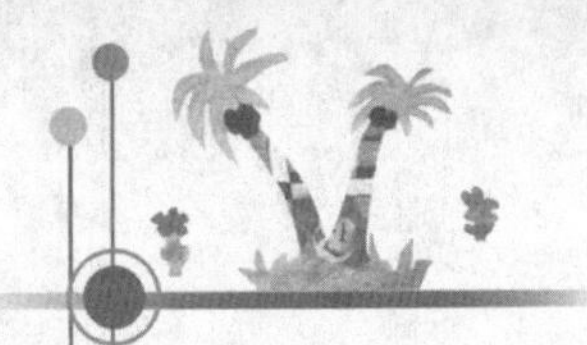

勃起。对男性来说,来自异性即女性的气味、形象、画面的视觉刺激,以及故事形式,听觉刺激都可以引起男性性兴奋,引发阴茎勃起。男性阴茎每天的勃起次数因年龄而异,在年轻的青少年中,每天可以勃起 20 次以上,在 60 岁以上的老年人,勃起次数明显减少,有的只有 1~2 次。

男性阴茎勃起的作用在于能插入女性阴道,女性阴道壁在无外物支撑情况下是贴在一起的。男性未勃起的阴茎无论你怎么用力都不能插入。不能勃起且未能插入女性阴道的状态称为阳痿。阳痿是男性性功能障碍的表现之一。

阴茎外面由一层松软的皮肤覆盖,在阴茎未勃起时,皮肤可盖住阴茎头(阴茎头又称龟头)。在阴茎勃起时,龟头上的松软皮肤后缩,彻底露出阴茎头部。如在阴茎勃起时,龟头仍不能露出皮肤,称为包茎,可以进行包皮环切术,切除过长的包皮。男性阴茎前端的龟头对性刺激最为敏感。

男性尿道是排尿和射精的共同通道。男性在性兴奋时,位于膀胱根部的括约肌收缩,阻止男性精液流入膀胱,虽然精液和尿液共用同一通道,但绝不会出现相互混流的现象。

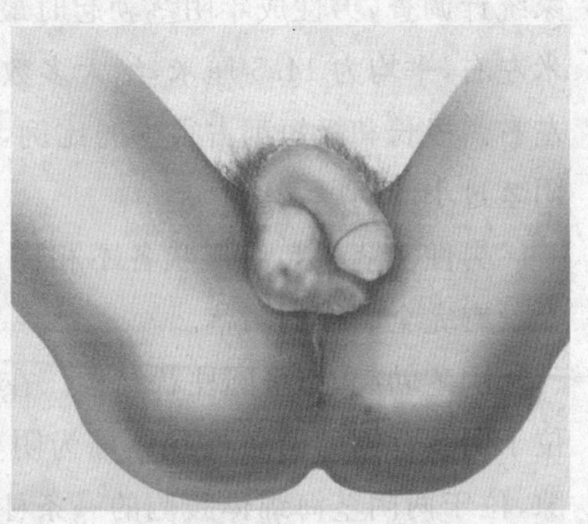

男性生殖器外观

阴茎下面是阴囊,在阴囊里有两个小鸡蛋似的肉疙瘩就是睾丸。在胎儿发育最后的两个月,睾丸从胎儿的腹腔内滑落到阴囊里。睾丸内的温度略低于人体核心体温 2℃~3℃,这是精子发育的需要。阴囊壁由皮肤

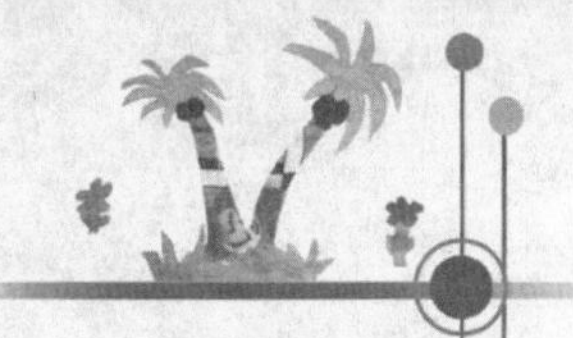

和收缩肌肉组织构成，当外界温度过低时，阴囊壁肌肉收缩使睾丸贴近人体，当阴囊温度略高时，阴囊肌肉松弛下垂，这样睾丸略离开人体，使睾丸总是处于利于精子发育的温度。阴囊内有两个睾丸，分别在左右的囊袋里，在阴囊中间有囊纵隔把两个睾丸隔开。每个睾丸由数百片小叶构成，每片小叶又含有许多纡曲复杂的曲细精管。在睾丸的上侧有一个突起的“嵴”，这个“嵴”型结构称为附睾，即睾丸的附属结构，睾丸内曲细精管在末端拉直，汇成5～7根导管通向附睾。

精子在睾丸里产生和发育。刚生成的精子没有活力，精子通过曲细精管进入附睾，在附睾里发育成熟，成熟的精子又通过输精管进入精囊，储存在精囊里的精子以备射精时的需要。精子只占男性射出精液体积的5％左右，其余的液体成分来自沿途腺体的分泌液。精囊分泌的液体占60％左右，前列腺分泌的液体占30％，前列腺是男性重要的生殖腺体，由它分泌的乳白色液体中，含有多种助受精物质，像蛋白质、胆固醇、柠檬酸、钙、缓冲盐及各种酶。这些成分有滋养精子的作用，可进一步提高精子活力，具有提升精液的碱性特点。精液在射精时，要经过尿道的较长路程，从尿道口喷射而出并进入阴道酸性环境，精液的碱性性质可中和阴道液中的酸性成分，从而保护住一部分精子进入女性子宫内。

男性在15岁以后才能射出成熟的精子使女性受孕。男性性兴奋进入高潮时，阴茎周围的肌肉发生不随意的强烈节奏性收缩，把精囊内的精液快速挤压出尿道，从尿道口喷射而出。年轻的男性精液喷射距离可达1米以上。随着阴部肌肉节奏性的收缩，男性产生愉快感觉，此时为性高潮的顶峰。射精结束后性高潮趋于减退，阴茎也渐渐疲软下来。

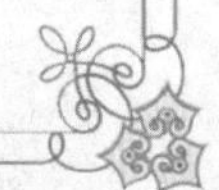

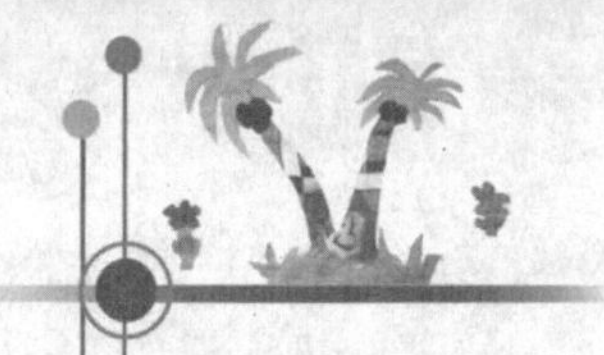

二、男性生殖器官的养护

机器的零件要保养，人体的组织器官更需要养护。男性生殖器官与其他器官一样也会老化、生病，由此必要的保养会减少疾病的发生。男性阴茎是外露部分，又是排尿的出口，应注意清洗，尤其阴茎包皮下的包皮垢是一种致癌物质，大多数阴茎癌都是包皮垢长期刺激引起，在清洗阴茎时，特别要清洗除去包皮垢。

男性阴茎龟头是光滑平坦、无斑点的，应经常检查龟头有无色素出现，有无红点、结节出现，一旦发现异常应及时去泌尿科请医生检查。

男性睾丸类似鸡蛋形，表面光滑无结节，无肿块，在浴池洗澡时应养成自我触摸阴茎睾丸的习惯。发现睾丸增大、红肿可能是睾丸炎，附睾红肿、疼痛可能是附睾炎。睾丸出现结节肿块可能是睾丸癌先兆，一旦有这些表现应立即看医生。

男性前列腺是位于膀胱下出口根部的核桃形腺体，前列腺分泌的液体是男性精子的营养剂，精子受精能力离不开前列腺的功能。前列腺也是男性生殖器官容易发生毛病的地点。下腹部胀痛可能是前列腺炎，排尿不畅可能是前列腺肥大或前列腺癌。如有不适应及时去医院看医生。

三、女性生殖器官结构与功能

女性性器官比男性性器官要神秘得多、复杂得多，许多重要器官藏在体内。男性在生育这件事上只提供一枚精子，而女性不仅要提供一枚卵子而且要承担孕育胎儿的重要任务。因此，女性性器官相比较而言要比男性性器官的功能更为重要。

女性性器官也包括外生殖器官和内生殖器官两部分。它们的任务与职能不同。外生殖器的功能主要是配合性交行为，而内生殖器则承载孕育胎儿的重要任务。

外生殖器包括阴阜、大阴唇、小阴唇、阴蒂、阴道前庭。阴阜位于阴道的上方，是耻骨联合表面覆盖的脂肪性结构。在阴阜表面有阴毛，女性阴毛与男性不同，是倒三角的上宽下窄形状，女性阴毛与男性相比，黑色程度与长度都略逊于男性。女性阴阜对性刺激很敏感，触摸阴阜容易引起性兴奋。

大阴唇是位于阴道两侧呈长条形的唇结构，大阴唇表面也有阴毛，但阴毛较为稀疏。拨开大阴唇，里面还有两块肉唇即小阴唇。小阴唇也是由皮肤折叠形成的条状结构，有的女性两侧小阴唇大小相当，有的女性是一块长，一块短，有的女性小阴唇还可露在大阴唇外侧。大小阴唇起到覆盖阴道口和尿道口的作用，都是性敏感器官。在两侧小阴唇上部联合处的内侧，有一个小球状结构称为阴蒂，阴蒂类似于男性阴茎，在性刺激条件下因性兴奋可呈勃起状，比原来的略大、略硬。阴蒂下面是“平整的开阔地”称作前庭，位于两侧小阴唇内，在前庭区有尿道与阴道，尿道口稍小，位于阴道口上方，分别是排尿出口和性交时男性阴茎的入口。

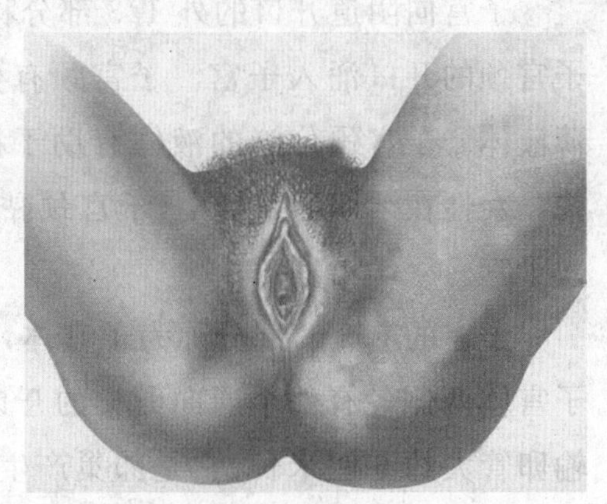

女性生殖器外观

女性内生殖器包括阴道、子宫、输卵管和卵巢。阴道是性交时容纳男性阴茎的结构。正常状况下，阴道壁是贴在一起的，在性爱兴奋

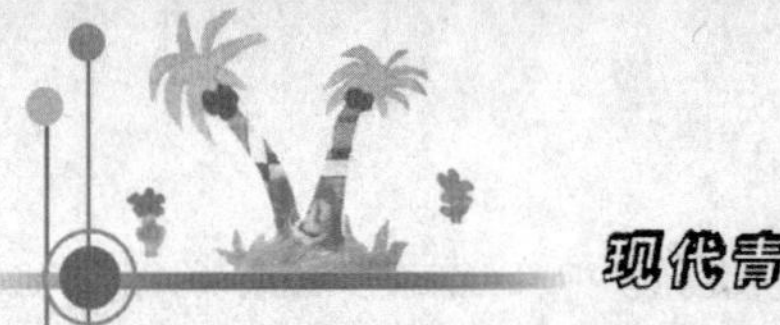

时，阴道壁分开扩张以容纳男性阴茎。阴道外 1/3 对性刺激反应敏感。在性高潮到达后，阴道外 1/3 组织膨胀呈一定的收缩状态，把阴茎夹紧。由于阴道口的收缩特征，所以不论男性阴茎是大还是小，女性阴道都能与阴茎紧贴在一起，从女性特有的阴道解剖学特点来看，那种认为男性阴茎越大女性感到更舒服更愉悦的观点是站不住脚的。男性没有必要担心自己阴茎的大小，只要能够勃起，插入女性阴道都可以满足女性的性快感。

女性子宫大小和形状像个小梨，子宫是由肌肉组织构成，能适应大范围的变化。如在怀孕时，女性子宫可随胎儿生长而扩大。在女性月经期和分娩时，子宫还可以收缩。在女性性爱出现性高潮时，子宫也会相应地进行收缩运动。发育成熟的女性子宫内膜每月发生一次周期性的脱落，在内膜脱落之后又开始长出一层新的内膜。脱落的子宫内膜从阴道排出体外，这就是女性的月经。

子宫向阴道开口的外 1/3 部分称为子宫颈。男性的精子可通过子宫颈的开口涌入子宫。子宫颈有分泌腺，可分泌一种呈水样的稀薄液体。子宫颈分泌的液体有助于精子进入子宫，并进入更深部结构。女性在孕期和月经期，子宫颈黏液较黏稠，这有利于防止病菌进入子宫。

子宫的上 2/3 部分称为子宫体，子宫体是受精卵植入的地方，在子宫体两侧各有一个通向卵巢的开口，并有输卵管与卵巢相连，女性输卵管大约 6 厘米长，它是卵巢产生的卵子进入子宫的通道，精子与卵子受精结合，多发生在靠近卵巢的上 1/3 输卵管处。

女性卵巢顾名思义就是产生卵子的巢穴，其功能类似男性睾丸。卵巢产生卵子，子宫两侧分别有一个卵巢，这两个卵巢在女性成熟后，每月轮流释放一枚成熟的卵子。卵巢还能产生女性激素，这些女性激素对女性第二性征的发育，受精卵在子宫内着床，都有重要的调

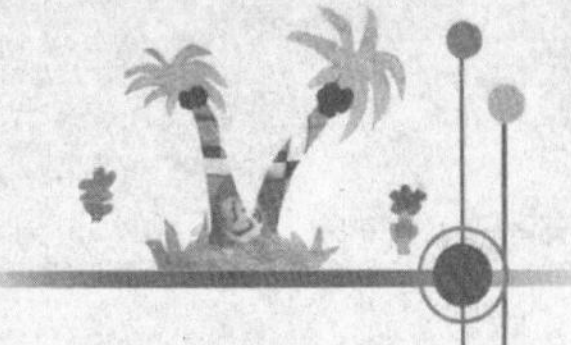

节作用。

四、女性月经周期的形成

在女性子宫内，每个月在子宫内壁都要长出一层类似“草坪”的厚膜状的物质，称作子宫内膜。这种子宫内膜每月生长并脱落一次，脱落的子宫内膜从阴道排出就是月经。女性子宫内膜产生的内膜作用类似于“土壤”为受精卵子植入发育提供“温床”。在子宫内膜长成后，如果没有发生精卵子结合后的怀孕，这层子宫内膜会像墙皮脱落一样，从子宫内壁脱落下来。每个月产生的月经周期规律由两种激素控制，这两种激素分别由脑垂体和卵巢分泌。

女性一般在12～14岁有第一次月经，第一次月经称为初潮。月经是每个健康女孩必来的生理现象。女孩营养不良，过于消瘦都可能影响初潮月经的来临。女孩在第一次月经来临后，在两次月经中间都要从卵巢释放一枚卵子，女性月经周期可持续到45～55岁。55岁以后大部分妇女都停止排卵，月经周期到此结束，过渡到人生的绝经期。

一个月经周期为28天。月经周期共包括3个时期，即行经期，约1周，月经排出后在子宫内壁再长出叫增殖期，约为1周，然后进入子宫内膜的分泌期，约为2周，加起来4周28天。阴道流血的第一天称作月经周期的第一天。

月经来临是女性没有怀孕的重要标志。每次月经之后，在子宫内长出一层新的子宫内膜。如果没有受精卵着床，这层内膜就开始脱落。内膜脱落需5～7天。女性每次来月经时要排出1/4～1/2杯量的血液和其他内膜组织。在月经第一天，月经量最多。

在月经排出时，需要子宫的收缩，所以有些女性在行经期由于子

宫收缩而感到不舒服。大多数妇女在出血之前几天会有腹痛和下腹坠胀样不适。在月经期，女性要使用卫生巾吸收排出的经血。卫生巾必须无菌卫生，否则细菌感染可使妇女出现感染性疾病。月经是健康妇女正常的生理现象，在月经期可以从事正常的日常活动。

五、女性性器官的养护

女性应养成自我检查的习惯，如让自己躺在一舒适的体位，分开双腿，用一面镜子对着自己的外阴进行外阴检查。女性与男性不同，女性性器官大部分深陷体内，如不用镜子，连自己的外阴结构都看不清。

借助镜子的反射光，可能看到阴户上面稍隆起的肥厚部位，上面布满阴毛，这个略微饱满的地方就是阴阜。在阴阜下面靠近两侧大腿根部的皮肤叠起结构，呈肉唇状叫大阴唇。在大阴唇上也有阴毛，毛的颜色、长度及毛的密度，人与人之间有很大不同。在大阴唇内侧可见折叠突出的皮瓣结构是小阴唇。小阴唇上没有毛，小阴唇大小长短不等，有的一侧长，一侧短。大小阴唇上端起始于耻骨联合，下端延伸到阴道口两侧。大小阴唇间有折叠的缝隙，其间容易沾污纳垢，应经常注意清洗。

在两侧小阴唇上部会合处中间肉眼可见一个小肉块状物体，这就是阴蒂，阴蒂是女性性反应最强烈部位之一，性兴奋时它可以勃起，个头变大。在阴蒂下方是个较平滑的地方，这就是前庭，像农家“庭院”一样平整故而得名，在这个平整部位上方有个小洞称为尿道口，在尿道下方有一个较大的开口称为阴道口。未婚的处女，可在阴道口看见一层薄膜样组织，是处女膜。处女膜完整性是女性贞节的重要标志。在处女膜中间有个小孔，是月经排出孔，骑车等运动也可

以使处女膜撕裂。在处女膜未破裂的妇女，初次性交时可因处女膜的破裂伴有一定的疼痛。

在阴道内靠近两侧的地方，仔细观看可以看到两个略突起的腺体，称为巴索林腺，在性兴奋时能分泌少量黏液，帮助润滑阴道。当巴索林腺发生感染而肿胀时更容易从体表看到。位于女性阴道与肛门之间的平整部位称会阴。女性阴道口离肛门距离较近，容易被肛门污物污染，在清洁会阴和肛门时，务必从前向后清洗，千万不要把肛门脏物带进阴道。在清洗外阴时，不要用水冲洗阴道。因阴道内有大量益生菌如乳酸杆菌，乳酸杆菌可释放乳酸，使阴道内处于酸性环境，有自洁杀菌作用。如经常用水冲洗阴道会破坏阴道的原生态，继发阴道感染，最常见的就是真菌性阴道炎。

每位女性都应熟悉自己的外阴形状与构造。一旦发现异常，如在外阴出现红疹、疱疹、红斑、疣状物等，都应及时看医生。

作为一个女性，不但要了解自己阴部的正常结构形状，还应了解阴道分泌物是什么样子、有什么样的味道。在两次月经中间的排卵期，阴道分泌物增多，分泌物颜色从白到暗灰色不等，有一定的黏稠度并与鸡蛋清类似。正常分泌物没有异味，如有异味，可能存在阴道微生物感染，应去看医生。如在非行经期有阴道出血，存在外阴瘙痒、刺痒或疼痛，应立即去看医生。对于女性阴部的异常发现，不要不好意思去看医生，任何漠视自己阴部异常或拖延诊治，都可能给自己带来不可挽回的后果。

女性朋友请注意，防病知识多学习。
生殖结构要清楚，私密之处会清洗。
自我检查应常做，白带异味是问题。
瘙痒疼痛不该有，一旦出现去求医。

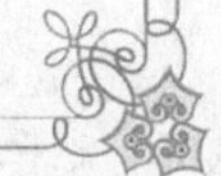

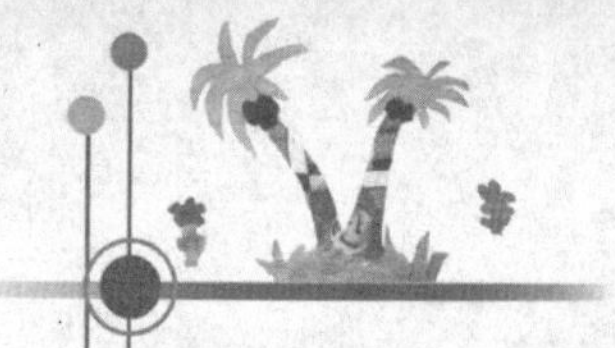

六、认识几种与性相关的疾病

性相关性疾病主要指由性行为传播的疾病，又称性传播性疾病(STD)。对待性传播性疾病应重在预防和治疗而不是性的禁锢。有关性传播性疾病，应提醒大家注意以下几点：①一个人可能同时感染多种性传播性疾病。②性传播性疾病症状人与人之间可能有所不同。③性传播性疾病没有免疫性，得了一次治好后还可能再感染。④性传播性疾病传染性很强，可以传播给健康人，病人的孩子，以及刚出生的婴儿。⑤性传播性疾病患者感染艾滋病的风险非常高。下面介绍在青年大学生中间易传染的几种性传播性疾病。

1. 非特异性尿道炎 非特异性尿道炎是由衣原体感染的一种性传播性疾病。其感染主要发生于尿道，此病诊断不困难，在医院已有可供检验的试剂盒。被感染的男性80%有尿痛、尿液分泌物增多的症状。女性感染此病出现症状较少，可见外阴水肿。非特异性尿道炎可口服抗生素治疗，如多沙霉素、青霉素口服剂型。

与所有其他性传播性疾病一样，被感染者的性伴也应接受检查治疗。如不及时治疗，男性感染可向尿道深部发展，如前列腺、精囊、库伯腺都可能发生炎症感染。此病还可进一步扩散，引起关节炎、心脏并发症(如损伤心脏瓣膜)。女性可累及输卵管，使输卵管发生炎症性堵塞而引发不孕症。

2. 淋病 淋病是极其常见的性病，主要由淋球菌感染引起。患淋病的男性，其症状有尿痛并有乳白色分泌物从尿道口流出。感染淋球菌的男性，其患病率高达80%，但症状反应不一。淋病女性患者症状不明显，可在不知不觉中将此病传染给男性。患此病女性只有20%的人有症状，可有尿频、尿痛，或从尿道或阴道排出黄绿色分泌物。与患淋病的人口交可引发淋菌性咽喉炎。在男女肛交时，淋病也可由直肠传播。

淋病诊断主要靠细菌培养。抗生素治疗淋病效果很好，如青霉素、阿莫西林都有很好的疗效。

3. 生殖器疱疹　生殖器疱疹也是常见的性传播性疾病。在成人中生殖器疱疹发病率约为20%，绝大多数人都无症状。疱疹病毒是一大类病毒，约有50多种，像人的天花、单核细胞增多症等都由病毒引起。其中有一种叫单纯Ⅰ型疱疹病毒可引起口唇疱疹病，故称为唇疹病毒。表现为在口腔周围出现一串水疱。单纯Ⅱ型疱疹病毒主要在生殖器引发疱疹，呈现串珠样水疱，有痛痒，还可出现淋巴结肿大，肌肉疼痛等症状。有些病人感到虚弱和嗜睡。疱疹损伤可持续几天到数周，平均在1周左右。

本病目前无有效的治疗方法。关键在于预防，避免与感染者接触，不要与唇疱疹感染者亲吻。不要与患者共用口杯。要检查性伴的生殖器，如发现性伴生殖器红肿，有一群小的水疱，就不要与其发生性关系。戴避孕套对于女性大阴唇处，以及男性下腹部疱疹无保护作用。为此，必须提醒大家注意。

4. 梅毒　在青霉素问世之前，梅毒是极为普通的性病，现在已不多见了。与梅毒病人性交后1个月，在感染部位就会出现下疳。可能出现于阴茎、阴道，也可出现于乳头。在形成溃疡前只是指甲大小的无痛硬结；有时硬结出现在阴道内，女性可能会不知道已经患上梅毒。

5. 尖锐湿疣　尖锐湿疣又称为生殖器疣，是由人类乳头瘤病毒引起的生殖器增生性疾病，也是一种性传播性疾病。性接触是主要传播途径。

潜伏期平均为3个月。典型的尖锐湿疣在生殖器出现淡红色柔

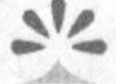

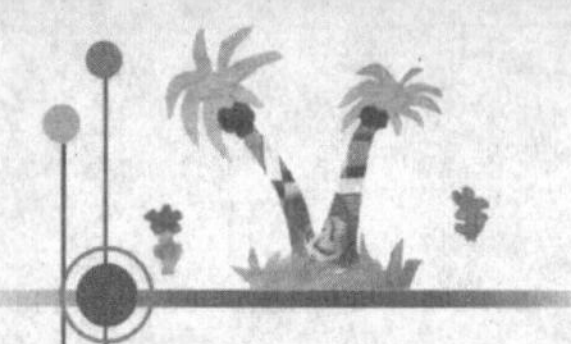

软增生物，增生物大小不一，单个或成群分布，表面呈菜花状，鸡冠状或乳头状，自觉症状不明显，擦之易出血，若继发感染，分泌物可增多并伴有恶臭。本病不易根治，2/3 的病人可以复发。部分尖锐湿疣有癌变的可能。患者一定要到正规医院接受检查或治疗，坚持定期复查。

男欢女爱人之情，
认准对象找对人。
若有异样特殊处，
采取措施不马虎。

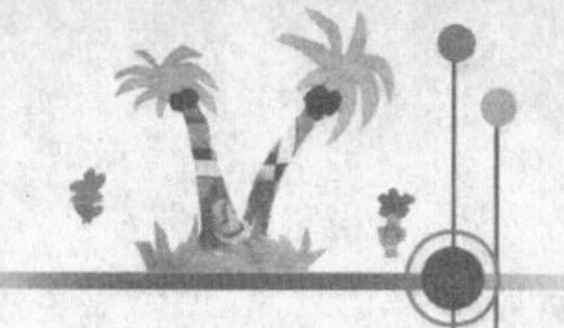

第四章　计划生育才能国富民强

我国提倡每对夫妇只生育一个孩子，这是我国国情的需要。年轻男女在结婚以后，面临怀孕、生育的问题。结婚后什么时候怀孕要孩子，要根据夫妇的经济状况和工作条件进行很好的规划。这种根据情况有目的、有计划地决定生育，称为计划生育。年轻健康的夫妇，采取必要的避孕措施是执行计划生育的前提条件。年轻人结婚以后，如果不采取避孕措施，每个月受孕的概率可高达50%～60%。只要有性生活，随时都有怀孕的可能。

一、怀孕的过程

全球每天大约有一亿人在进行性交活动，约有91万女性受孕，15万女性流产，35万人因性交发生各种性接触感染性疾病。性交是人类繁衍的重要步骤，也是男欢女爱的表达方式。

男性在性交高潮时，将2～5毫升的精液射入女性体内。精液中有数亿个男性生殖细胞精子。精液射入女性阴道后，相当多的精子随精液漏出体外，又有一部分精子在阴道的酸性环境中被杀死，只有数万个精子有幸进入子宫游到输卵管。

女性在排卵期同房，男性进入子宫内的数百万个精子，像马拉松赛跑一样奋力游向卵子，由于精子活动能力不同，跑的速度有快有慢。进入子宫内的精子又有一部分被白细胞截杀，只有几十个精子能游到输卵管卵子附近。卵子细胞外存在多种分解酶，又阻止一部

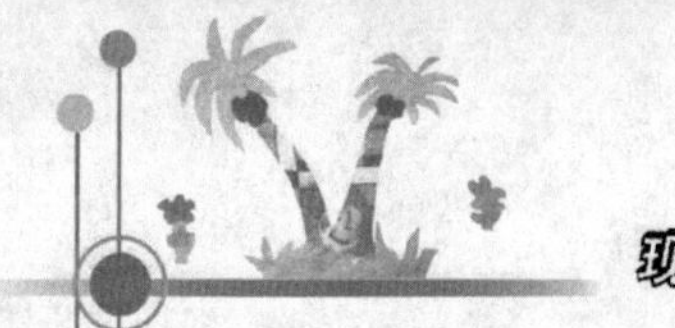

分精子进入卵细胞。当一个精子突破重重障碍进入卵细胞内，激活卵细胞表面电反应，阻止其他精子再进入，最终只能有一个精子与卵子结合，精子与卵子结合称为“受精”。

精子与卵子结合后，男性的遗传基因与女性遗传基因相互结合，男性性染色体含有XY基因，女性性染色体含有X基因。男性X染色体与女性X染色体结合是女孩，男性Y染色体基因与女性X染色体基因结合就是男孩。人本身无法控制性染色体基因的结合，生男孩还是生女孩是随机的，而且决定于男性提供的染色体基因。因此，流传于社会上所有声称能控制生男生女的方法都是“蒙人”的伪科学。

精子与卵子结合后，受精卵细胞进入细胞分化过程，由一变两，两变四，四变十六……4～5天后大约有一百个分化增殖细胞，此时称为胚芽细胞。再经过6～7天时间，胚芽细胞回游进子宫，依靠自身的引力作用附着于子宫内膜，并植入于子宫内膜，这个过程称着床期。

胚芽细胞植入子宫内膜后，进入胚胎发育期约6周的时间，此时胎儿组织器官如心、肝、肾基本发育成形，进入胎儿生长期，约需7个月的时间。从受精到胎儿发育成熟自母体分娩出来共需276天左右的时间。

进入生育年龄的女性，应了解怀孕的早期症状，在未采取避孕措施条件下进行性爱活动，出现下列症状，则预示自己可能怀孕：①该来潮的月经未能按时来到。②清晨时起床后出现恶心呕吐反应。③乳房胀大，乳头周围皮肤颜色变深。④尿频。⑤腹部隆起。⑥妊娠试验阳性。

避孕就是采取阻止精子、卵子结合的方法达到不怀孕的目的，有不少年轻人对避孕措施的重要性认识不足，对避孕通常采取可有可无的态度，错误认为只要不想要孩子就不会怀孕。在这种错误认识下，许多年轻人在每次性交时，不使用避孕方法或者采取错误避孕方法。要记住，我们人类的生殖器官就是为繁衍后代设计的，处于生育年龄的年轻女性，婚后不采取避孕措施，85%将在1年内怀孕。

二、可供采用的避孕措施

选择避孕措施或方法时，首先要能够有效防止女性怀孕，除此以外，下面几条原则也应在考虑之列：①安全性。所选避孕措施应不损害自己和性伴的健康。②有效性。能成功防止怀孕。③方便性。避孕措施操作简单，便于每次反复使用。④可逆性。使用时防止怀孕，不使用时不妨碍怀孕。⑤不影响性爱表达。避孕方法应舒适，不干扰性行为或性快感。

1. 阴茎抽出法　此法是在男性阴茎射精前将勃起的阴茎从阴道抽出，在理论上这种方法可以防止将精液射入阴道，但实际上这种方法存在失败的危险，因为在射精前，阴茎中的有些液体在射精前已流入阴道，在这些液体中含有一定数量的精子，仍可使女性受孕。而且此方法难以控制，因为男性在性高潮时都故意将阴茎插得更深，基本无法及时从阴道内抽出。女性在男性性高潮射精时能获得最大的性愉悦，多数女性不愿意男性抽出阴茎，甚至很反感。这种方法妨碍双方情感表达，一般不被多数人所接受。

阴茎抽出是难以控制的性行为，在性高潮时，阴茎远离阴道或女性阴部是很难做到的，在阴道口射精同样会致女方怀孕。

2. 安全期避孕法　安全期避孕就是避开女性排卵期。要做到这一点，女性须准确记录自己月经周期8个月以上。得到一个可靠周期规律，把月经来潮第一天作为周期第一天，而最后一天则是另一次月

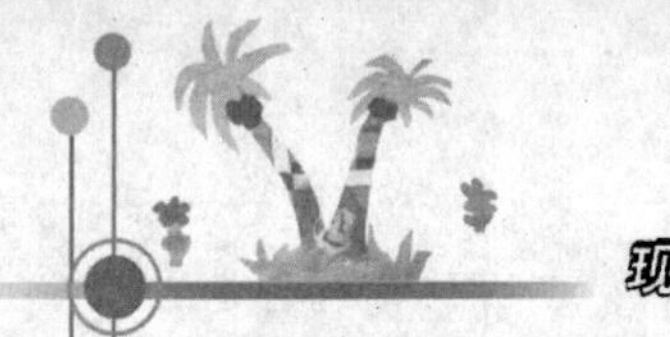

经来潮的那一天。卵子寿命只有1～2天。进入妇女输卵管壶腹部内精子可存活2～3天。在妇女排卵期不要性交,也就是说,在下一次月经来潮前18～11天内不要性交。由于女性月经可以不十分规律,会因紧张、疾病改变月经周期,故此法不十分安全。

3. 阴道内杀精药 此种方法不建议作为主流避孕方法,可以与其他避孕方法配合使用,如阴茎抽出法和安全期避孕法。单纯使用杀精剂对不经常性交的妇女效果较好。杀精剂中所含的杀精药壬基酚聚氧乙酰醚对性传播疾病和艾滋病并不能提供有效的防护作用。

新出的杀精剂效果较好,能提供安全有效的避孕作用,从药店、超市可以买到,无需医生处方。杀精剂相当便宜,杀精剂有乳剂、膏剂,以及可溶性纸片,是将杀精药混溶于水溶性的载体中,在放进女性阴道后,体温可使杀精剂液化,均匀渗于阴道内侧。现代杀精剂不单能杀死精子,对女性阴道内其他病原菌也有一定杀灭作用,如传播性病的细菌。但它们对艾滋病病毒无效,对部分其他病菌也无效,使用它只能预防部分性病。

4. 避孕套 对于渴望避孕的夫妇,避孕套是非常有用的措施。如在使用避孕套再配以杀精药膏效果会更好。如果每次性交不如期使用,避孕套的效果会下降。避孕套是由弹性很强的超薄乳胶薄膜制成,男性阴茎勃起时将避孕套戴在阴茎上,可以阻断精子进入阴道。还有女用避孕套,女用避孕套比男用的大,外开口边缘有环架撑开,使用时将避孕套放入阴道,也可起到阻止男性精液进入阴道的作用。

避孕套的使用略微减低男性阴茎的敏感度,对于早泄的男性,使用避孕套可以减少龟头敏感性,延长射精时间。

使用避孕套对防止性传播疾病与艾滋病效果非常好,由于男性精液中艾滋病病毒浓度高于女性阴道液。男女双方若不使用避孕套，女方感染艾滋病的机会要百倍于男性。所以，女方在与自己不十分了解的男伴做爱时，应要求男性使用避孕套，以保护自己。

必须记住使用避孕套只能保护阴茎和阴道，对外阴部位无保护作用。

避孕措施有多种，根据需要自己选。
计划生育很重要，利家利国要做好。

5. 人工流产　流产是对于已经怀孕的妇女，采取机械性终止妊娠的办法。通俗地说，就是把受精后有待发育成胎儿的早期胚芽或胎儿从女性子宫内取出来，不让其发育成婴儿。人工流产分3种不同孕期的流产方法，早期人工流产（第一个孕3月），中期人工流产（第二个孕3月）和晚期人工流产（第三个孕3月）。

（1）早期人工流产（第一个孕3月流产）：在第一个孕3月，受精后的卵子刚处于着床后胚芽发育阶段，人的组织器官还没有发育成形，无法直接把胚芽择除，只能连同子宫内膜的月经一起清除，所以，此期早孕流产叫做月经清除术或刮宫术。早期流产是在最后一次月经后第四～六周之间进行。

①刮宫术。必须由正规医院专业妇科医生进行。在子宫颈部麻醉条件下，将一个小的塑料管通过未扩张的子宫颈插入子宫腔内，当吸管到达一定位置后用手控注射器将子宫内膜吸出来，边吸边转动和移动吸管，将子宫内膜及胚芽组织全部吸出。

现在一般都不采用手控吸引注射器而改用真空吸引器，真空吸引流产适用于妊娠第六～九周的胎儿。是常用的早期妊娠流产方法。其原理与月经清除术相同。与月经清除术不同的地方在于要对宫颈进行扩张，在局部宫颈的颈口麻醉条件下，将吸管插入宫腔内，开动电动真空吸引器，将子宫内膜从子宫内清除。

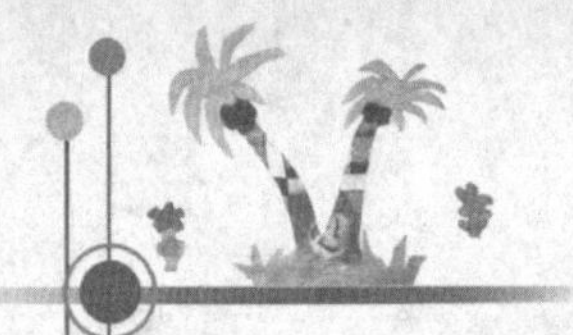

②药物流产。米非司酮是在医生指导下，妊娠妇女口服后早期引产的药物，米非司酮作用于体内黄体酮，阻止受精卵着床发育。用药物流产，女性必须在最后一次月经后49天内服药。孕妇在医生诊室首次服药后大约5小时出现月经。妊娠妇女应到医院看妇科医生以确认药物流产的效果。进行血液化验和腹部B型超声能认定药物流产是否成功。

关于中药引产的问题，在不少私人诊所对未婚先孕的妇女开些用于引产的中药，中药作用不明确，也无临床试验证明其流产效果，妊娠早期女性应慎重选择中药引产，以免损害身体健康。

(2)中期引产(第二个孕3月引产)：在妊娠14周以后，终止妊娠难度加大，使用方法更复杂，花费的时间也较多，对于每一位女性必须牢记妊娠反应特点，做到怀孕早知道，早期终止妊娠相对较容易，中期妊娠后流产也易产生流产并发症。

①扩宫与吸出。在妊娠第三个月最早几周，到妇产科在局部麻醉条件下，先行扩大子宫颈，子宫颈扩开后，插入真空吸引管将羊膜连同内部胎儿一并吸出体外，由于使用较大吸管，宫颈扩张程度要大，此法也易引发损伤或并发症。

②高渗盐水引产法。对妊娠第16周到第二个孕3月结束，进行此阶段胎儿引产，需进行高渗盐水注入法。此法是将高浓度的盐水注入胎儿的羊膜囊内，这需要技术好的医生进行，一旦注射针插入胎儿羊膜囊内，抽出部分羊水，再注入高渗盐水，高渗盐水使胎儿脱水体积缩小，并刺激子宫收缩，子宫收缩将脱水胎儿排出子宫。一般在注射24～36小时就可以将胎儿排出体外。

(3)晚期流产(第三个孕3月流产)：晚期流产妊娠妇女要住院，进行腹部手术，即剖宫产把胎儿取出。

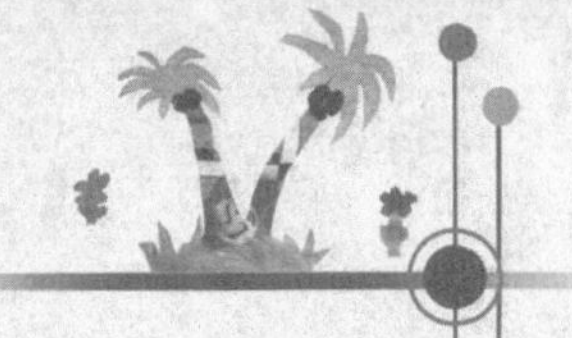

三、有关人工流产综合征

人工流产是避孕措施失败后的补救办法，是终止妇女妊娠的强制性措施，在民间称人工流产又叫做堕胎或打胎，是采用人工的手法把发育中的胎儿提前取出体外的方法。流产措施在未婚先孕的妇女或已婚生育一个孩子以后的妇女较为多见。也有因某些疾病不适于怀孕的妇女采取此种措施。

1. 流产的器质性损伤　流产造成器质性并发症除宫颈功能不全外，还有子宫颈感染和出血，子宫颈感染能导致不孕。只要操作者技术熟练，有经验，发生这两种情况可能性较小。在手术操作时，所用器具可能刺穿子宫，使手术失败。少数妇女对麻药过敏也能发生意外，所以不能把流产当作避孕的一种措施。

2. 流产的精神伤害　妇女流产后可能出现心理障碍，称为流产后综合征，主要指流产给妇女造成的负面心理影响。流产后综合征的表现，有人格孤独，即与人交际出现困难；做噩梦，甚至可能自杀。在我国较偏僻地方，封建观念尚存，未婚怀孕流产引发的舆论压力较大，使流产妇女精神压抑。流产综合征有轻有重，持续时间有长有短。对流产的妇女应给予心理安慰，以消除她们对流产失败的恐慌。流产一定要到条件好、技术熟练的医院进行。无执照黑诊所不应作为流产的选择场所。

人流方法不简单，对人健康有伤害。
男女相爱美又好，做爱之事别乱来。
避孕措施要做到，尽量不要做流产。

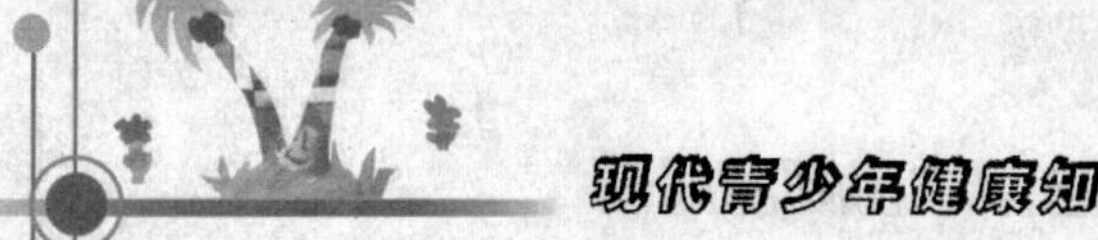

第五章 肥胖危及青少年健康

一、肥胖的定义

肥胖是有科学的评价指标的，这个指标就是人体的质量指数（简称 BMI），BMI＝身体重量（千克）÷身高（米）^{2}。假如一个身高 1.8 米，体重 90 千克的人，他的 BMI＝90 千克÷(1.8 米)^2＝28。我国年轻人正常理想体重指数是 19～24。低于 18 是消瘦，超过 24 为超重或肥胖。肥胖是人体脂肪在体内蓄积的结果，如体重指数超过标准指数 20％就定义为超重。根据肥胖程度不同细分为 3 个等级：①超过标准体重指数 20％～40％为轻度肥胖。②超过标准体重指数 41％～99％为中度肥胖。③超过标准体重指数 100％以上是严重肥胖。

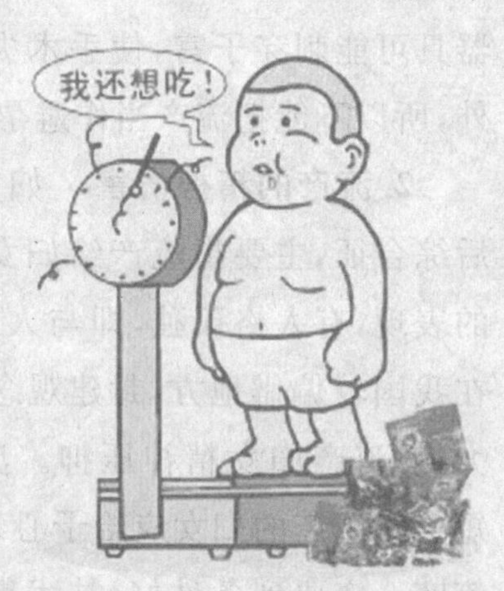

肥胖类型不同，有的脂肪堆积在腹部称梨形肥胖，有的脂肪堆积在臀部称苹果形肥胖，梨形肥胖比苹果形肥胖害处更大。男性腰围大于 90 厘米，女性腰围大于 80 厘米都属于梨形肥胖。

上述提到的理想体重质量指数主要指年轻人，随着年龄的增加，人体脂肪代谢减慢，体脂相应堆积，下表列出不同年龄段体重指数与年龄的关系，可供不同年龄人群参考（表 1）。

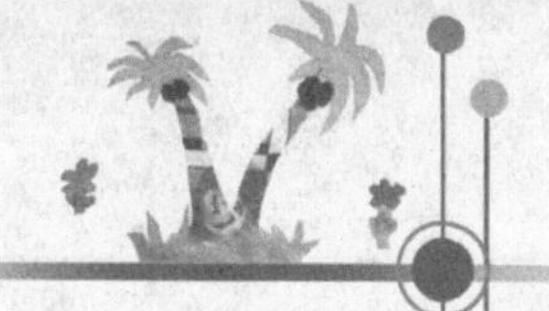

表1　不同年龄段年龄与标准体重指数关系

年龄（岁）	BMI(kg/m²)
19～24	19～24
25～34	20～25
35～44	21～26
45～54	22～27
55～65	23～28
＞65	24～29

是否肥胖有标准，
对号入座记心中。
参照标准比自己，
超过标准要注意。

二、肥胖的原因

肥胖是由多种因素引起的，关于引起肥胖的确切原因尚不十分清楚，但根据科学家多年研究观察，认为有些因素对肥胖的发生能够作出基本的解释。下面几个方面可供超重肥胖者参考。

1. 体型与肥胖　从胚胎发育学上可以将人的体型分为3种。即：内胚叶体型，中胚叶型和外胚叶体型。内胚叶体型者内胚叶发育的组织特别发达。体型软而圆，消化器官大，脂肪含量多，躯干及大腿特大，而下小腿及上肢特细。内胚叶体型人自儿童可能就表现肥胖。中胚叶体型者属中等身体，由中胚叶发育而成，其肌肉、骨骼、结缔组织特别优良，体型健壮结实，有粗壮外表，中胚叶体型者在儿童期、青年和成年后，只要能维持一定的活动量，不容易肥胖。外胚叶体型者个高，体型纤细，上肢和腿修长，骨较小，他们肥胖较为困难，而易

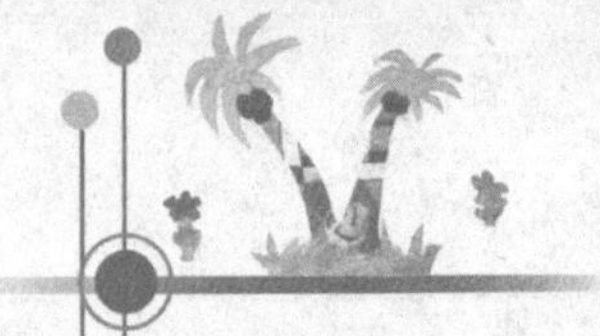

消瘦。

每个人可根据自己体型特征，在运动和饮食上进行相应的调整，如对于内胚叶体型者来说，胃大能吃，就应该控制食量，不能随心所欲，想吃就吃，否则易养成大胖子。中胚叶体型者粗壮结实，肌肉发达，胃介于内胚叶体型和外胚叶体型中间，为中等大小的胃，只要坚持适当运动一般情况下不易发胖。

2. 食欲中枢对肥胖的影响　在人的大脑下丘脑部位存在饥饿调节中枢，当人体内血糖水平低于正常时，会刺激大脑内饥饿中枢兴奋，使人出现明显饥饿感。肥胖者的脑内饥饿中枢敏感性较高，反应比较强烈，在强大的饿觉反应刺激下会吃得很多，使体内营养超量。肥胖者脑内饥饿中枢较敏感也是肥胖原因之一。

3. 婴儿期喂养方式对肥胖的影响　肥胖是人体脂肪细胞堆积的结果。现代研究表明，人体内的脂肪细胞数量主要取决于出生后 2 岁以内的婴儿期喂养方式，如果在婴儿 2 岁以内，过度喂养会使其体内脂肪细胞数量明显多于适当喂养的婴儿，尤其是有肥胖家族史的儿童。2 岁内过度喂养的婴儿在到达儿童期或成年期，由于体内脂肪细胞过多，体内吸收的营养易于进入脂肪细胞而引发肥胖。

4. 内分泌因素对肥胖的影响　多年来人们一直认为，肥胖是由于内分泌失调的结果，尤其是甲状腺功能低下者。由于甲状腺素分泌减少，体内热能燃烧量减少，使热能在人体积存而引发肥胖。但近来研究认为，由内分泌功能障碍引起肥胖的比例非常少，绝大多数肥胖者其原因与内分泌功能无关。

5. 家庭饮食习惯对肥胖的影响　有些家庭过度喜爱吃肉、吃糖，由于大量摄入肉类食品使饮食中脂肪等营养成分过度，造成营养失衡而肥胖。在一个家庭中，父母的饮食习惯对儿童影响很大，父母爱吃肉，子女往往也爱吃肉，所以经常可见全家人都肥胖。肥胖有先天遗传因素，但影响并不十分大，如果父母肥胖，对子女在饮食上应注意合理营养，做到膳食平衡，子女仍然可保持合理的体重。

6. 活动少对肥胖的影响　今天，如你要问肥胖研究专家什么是肥胖的主因？他们会毫不犹豫地告诉你，那就是活动少。运动是促进人体脂肪代谢最好的方式。每天快走 45～60 分钟，跑步（160 米/分钟）30～40 分钟，可以消耗体内 250～300 千卡热能。运动量与体内热能消耗成正比，人在运动时，首先是血糖作为人体的能量来源。糖与脂肪相比所产生的热能较少，只有在适当强烈运动时，才能消耗体内脂肪。肥胖者是体内脂肪过多的结果，肥胖者必须加强运动。

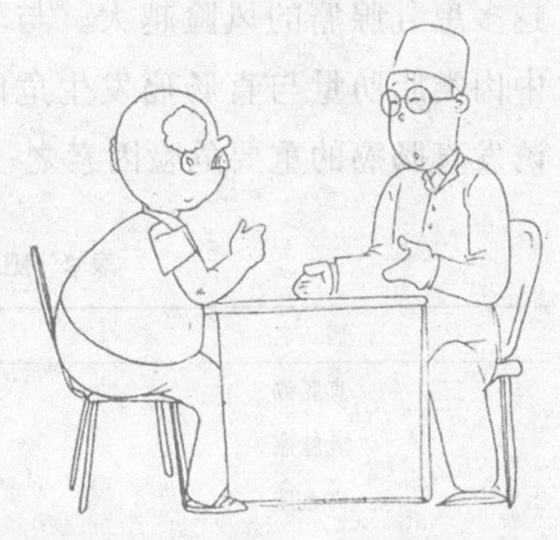

现在不少青少年，迷恋电视、电脑、玩游戏机，大大减少了运动的时间，这是当前青少年肥胖增多的主要原因。尤其边看电视、边吃东西是最不良的生活方式，必须加以禁止。

> 肥胖原因有多样，
> 根本是因吃不当。
> 多吃加上少运动，
> 这样必然要肥胖。

三、青少年肥胖的危害

肥胖是百病根源，高血压、心脏病、脑中风、2 型糖尿病、关节畸形，胎儿出生缺陷，许多癌症如乳腺癌、直肠癌等，都与肥胖有一定的

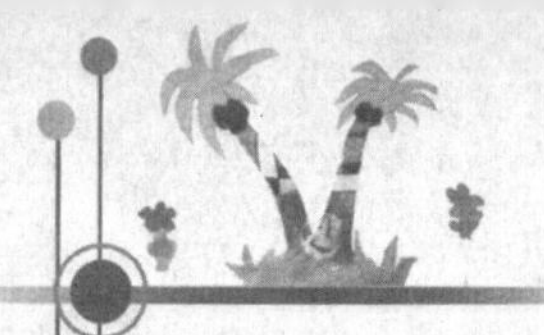

关系。科学家对乳腺癌患病率与脂肪摄入量间的关系进行的数以万计的病例统计分析证明,乳腺癌发病与肉食摄取量高度相关。吃肉越多患乳腺癌的风险越大。与乳腺癌一样,对人和动物进行的饮食中肉类脂肪量与直肠癌发生危险的关系研究同样证明,肉类食物是诱发直肠癌的重要危险因素之一。肥胖可导致严重疾病(表2)。

表2　肥胖导致严重疾病

病　名	发病率
直肠癌	10%
乳腺癌	11%
高血压	33%
心脏病	20%
糖尿病	90%

吃肉与癌症风险的关系不仅取决于食入肉的量,还取决于肉食中特定脂肪的成分。脂肪酸是肉类脂肪中的一种主要成分。在动物脂肪中含有n-6多链不饱和脂肪酸,n-3多链不饱和脂肪酸等。n-6多链不饱和脂肪酸在猪肉、羊肉、牛肉中含量较高。n-3多链不饱和脂肪酸在鱼肉中含量高。n-6多链不饱和脂肪酸致癌作用强,而n-3多链不饱和脂肪酸有一定的抗癌作用。在日常饮食中应少吃肉,适当多吃些鱼。尤其海水中的鱼类,n-3不饱和脂肪酸含量较高,市场上深海鱼油的保健功效在于它们中n-3不饱和脂肪酸含量高。

肥胖是许多慢性疾病的根源,现在医学专家已经把肥胖本身也定义为一种慢性疾病,需要加以治疗。

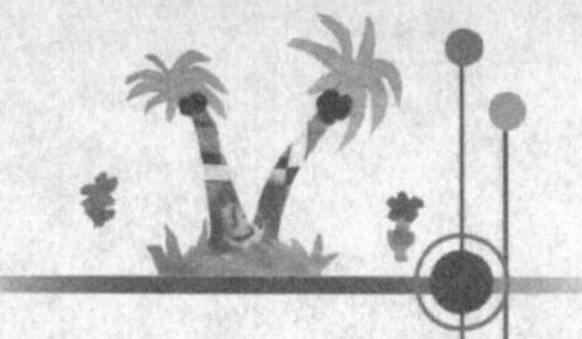

四、减肥的措施

肥胖是一种慢性病，肥胖是祸不是福。对待超重或肥胖绝不能听之任之，必须采取必要的措施来解决肥胖和超重的问题。

1. 改变不良饮食习惯　减肥的基本原理，是让人体摄入的热能少于人体需要的热能，产生入不敷出的效果。人体热能来源于每天吃的食物，如鸡、鱼、肉、蛋、蔬菜、水果等。食物品种不同所产热能不同，肉蛋类食品产能要远远多于蔬菜、水果，所以减肥的首要措施必须在食品的种类和量上作出选择，做到少吃鱼和肉，多吃蔬菜和水果。蔬菜和水果含有人体所需的多种无机盐和维生素，而且含有大量食物性纤维，是空间大、营养精的食物，多吃既保证了营养又不增加过多的热能。但光依靠限制饮食不能保持长久的减肥效果，必须将限制热能与运动相结合，才能取得更好的效果。减少热能供应，迫使体内脂肪氧化是减肥的首要战术。

2. 合理搭配平衡饮食　对于超重和轻中度肥胖者而言，在限制高热能食物摄入一段时间使体重达到理想标准后，则需要采取均衡营养措施。因为从营养健康学角度，长期限制肉类高热能食品的摄取对健康也是不利的。均衡营养就是要控制各类食物的比例，包括控制量和质的比例。每天减少肉类、脂肪类食物的比例，增加纤维素类食物的比例。对于大多数肥胖的人，控制食物的量比控制食物的质更为困难。少吃势必增加他们的饥饿感。可多吃蔬菜、粗粮等低热能的食品，这些食物因容积大，可消除饥饿感。减肥绝对不是权宜之计，贵在坚持，持之以恒。当体重达到理想体重之后，仍应坚持饮食减肥。

3. 控制饮食加强运动　对肥胖者来说，要做到饮食减肥与运动

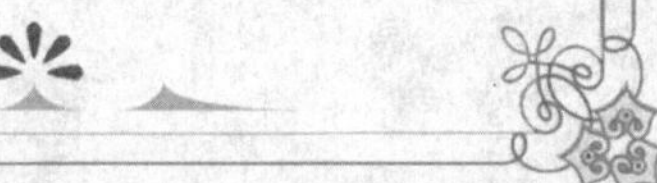

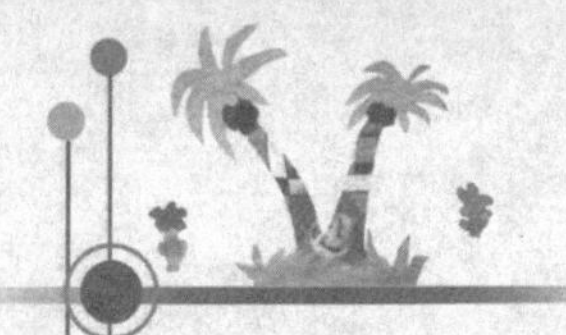

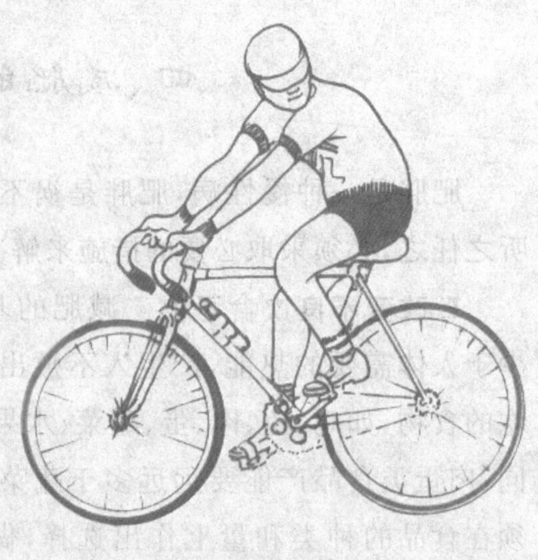

减肥相结合，把这两者有机结合起来，才能达到事半功倍的效果；如果只注意运动而不控制饮食，边消耗、边补充则不能达到很好的效果。肥胖者运动的好处是多方面的，运动可以改善心脏功能，促进脂肪消耗，增强肺功能，促进胃肠蠕动，同时提高人的信心，增加肌肉的柔韧性。运动应根据自己的身体状况、年龄，做到适当运动。过度超负荷、长时间的运动对健康也是不利的。

肥胖身躯不健康，
心脏受累更遭殃。
体重超标祸端起，
可能要得糖尿病。
肥胖非福实是祸，
瘦身如燕寿无疆。

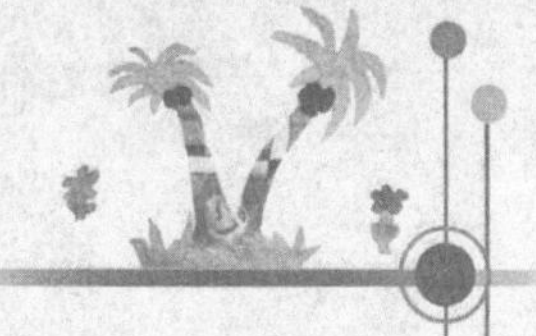

第六章　警惕冠心病低龄化危险趋势

心血管疾病最常见的原因是血脂过高引发的血管动脉粥样硬化。供应心脏血液的血管称为冠状动脉，所以这类心血管疾病又称为冠状动脉硬化性心脏病，简称冠心病。我国每年约有350万人死于冠心病。以前多数人认为冠心病是老年病，多发生于50～60岁以上的老年人。但近年来，随着饮食结构发生根本性变化，肉类和油脂类食品在饮食中占有很高的比例，尤其青少年人群，他们早已成为高脂性食品（如肯德基、麦当劳）的主要顾客。因此，青少年中高血脂的发生率正逐年增高。冠心病已从以前的老年高发人群逐渐低龄化，20～30岁人群中冠心病突发猝死的事件并不鲜见。

一、心血管的作用

人体心血管系统包括心脏与血管两个部分。心脏位于胸腔偏左的部位，它是维持人体生命的主要器官。心脏是一个四室联通的泵式结构体，不停地收缩、舒张。

心脏大小与自己拳头差不多。成年人心脏每分钟跳动60～90次。按人的平均寿命为75岁计算，人的一生中心脏要搏动30亿次左右，生命不息心脏就跳动不止。心脏一旦不跳动，人的生命也就结束了。

心脏的四室结构分别是两房两室。位于上面的按左右位置称为左心房与右心房；位于下面的按左右位置称为左心室与右心室。心

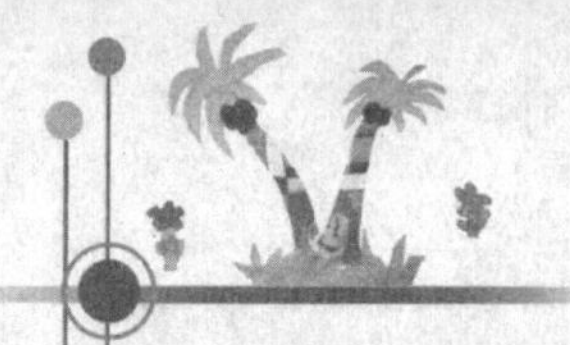

脏各室职能不同,故它们的壁厚度不同。左心室壁最厚,收缩起来最有力,它收缩时把动脉血送往人的全身。当动脉血内氧气与营养被人体各器官利用之后,不含营养和氧气的血液(静脉血)回流到右心房,再进入右心室。右心室收缩把静脉血压入肺脏,在那里加氧后又流入左心房,再进入左心室,然后由左心室输送到全身。心脏的功能就是泵房的作用。心房起容纳回心血液的作用,心室起泵出血液的作用。左心室负责把血液泵到全身,右心室负责把血液泵进肺里充氧。充足氧气的血液色鲜红,称为动脉血。氧气被利用后血色暗淡,称为静脉血。全身的静脉血回流入右心房,再经右心室流入到肺部充氧,这样无限循环,不断地向人体器官供应营养与氧气,又不断地把人体器官的代谢废物与二氧化碳带回心脏,最后经肾脏和肺脏排出体外。心脏内的血液压力最大,一旦受到外界伤害,会因急性大失血致人死亡,因此保护心脏就是保持生命。生命诚可贵,心脏最重要。

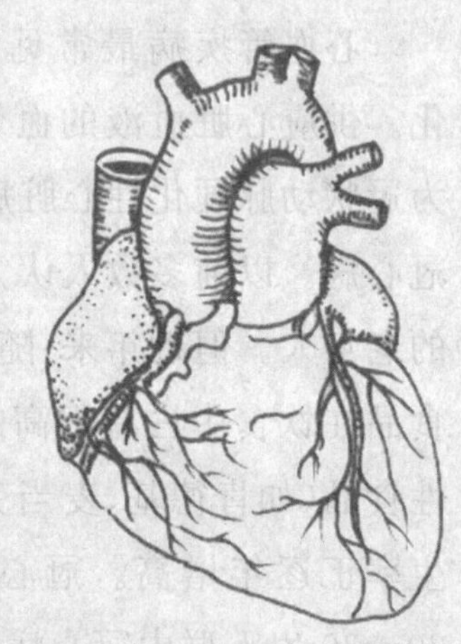

血液在人体流动又称为循环,如同冬天供暖流经千家万户的暖气水一样。在人体内流动称为体循环,血液在肺脏内流动称为肺循环。体循环负责供氧,肺循环负责充氧。心脏就是人体的加油站。

血管是负责人体血液流动的管道系统,它由动脉、静脉和毛细血管组成,动脉负责把动脉血送到全身各个组织,静脉负责把血液送回心脏。位于动脉、静脉之间的毛细血管壁很薄,起半透膜的作用,负责把营养和氧分渗透到组织(如肌肉),同时把组织中的废物回渗入毛细血管,流入静脉,最后回流到心脏。

血液在血管内流动是由压力推动的,这个压力来源于心脏收缩和动、静脉血管的弹性回缩力。动脉内压力最高，静脉内的压力较低，这样就保证了血液的正常流动。血液能否正常流动取决于血管是否畅通。冠心病就是由于供应心脏血液的冠状动脉发生阻塞而引发的疾病。河流淤塞而不通，冠脉血管阻塞便会心肌梗死。大地因河流不通沙漠化，心脏则因缺血停止跳动。

心血管系统是密闭系统，它不能与外界环境相通。外伤使心血管系统破裂，血液就会外流，损伤血管越大，血液外流越多，人死亡的速度也就越快。

心脏的跳动是由心脏内起搏中枢控制的，称为窦房结。由窦房结发出的生物电控制着心脏的收缩与舒张。心脏电活动信号可以用心电图仪测量（ECG 或 EKG），通过所测的心电图图形了解心脏的功能是否正常。

在心脏和血管流动的液体称为血液。一个成年人体内流动于心血管内的血液大约为 6.5 升。在血液内除了人体必需的营养成分和氧气外，还有调节人体功能的激素、酶、各种细胞成分（如白细胞、红细胞、血小板），以及各种人体功能所需的生物化学物质，它们相互协调，唱着维护人体生命和功能的健康交响曲。

心脏作用似个泵，
日夜跳动工作忙。
两室配上两个房，
排出血液有方向。
心脏功能要记牢，
时时刻刻保护好。

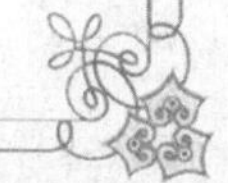

二、心血管疾病的危险因素

心血管疾病的发生是多种不良因素长期共同作用的结果。千里长堤溃于蚁穴，蚂蚁虽小但其危害很大。许多平时不被人们重视的不良生活习惯，日积月累能损害人的心血管功能，使人的生命受到威胁。

我国每年新生心血管疾病人数800万～1 000万，每年死于冠心病者约300万人。了解这些致病因素，尽量避免它们，是减少心血管疾病发生的根本。

1. 高血脂　日常生活中，经常可以发现肉汤冷却以后，上面出现厚厚的一层白色物质，如蜡块一样，这层白色物质就是油脂，也叫脂肪。人的血液内也有脂肪，被称为血脂。血脂主要包括胆固醇、三酰甘油和低密度脂蛋白等。人体血液内需要有一定数量的脂肪。脂肪为人体活动提供能量，脂肪的浓度在正常范围之内对人的健康是有利的。当血脂水平超过正常范围，其性质就发生变化，由有利于健康转化为不利于健康的因素，血脂浓度越高对人体危害越大。血脂过多能沉积在血管壁，血脂浓度越高，发生沉积的危险越大。血脂沉积于心脏冠状动脉便形成斑块，使心脏血液流动受阻，这就是冠心病。

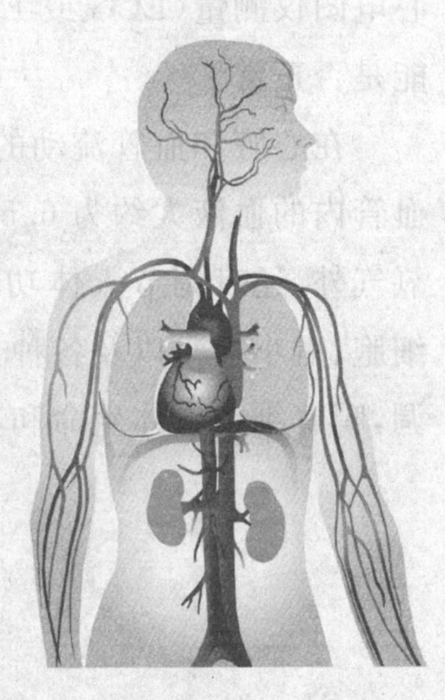

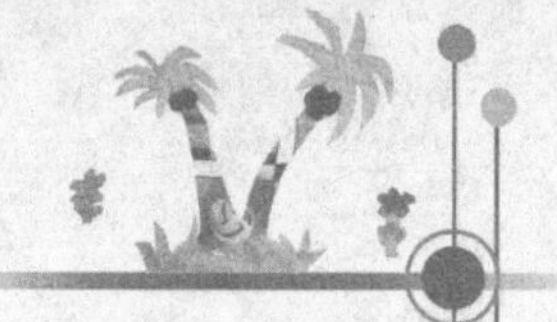

心脏作用比中枢，
时时刻刻要保护。
心脏患病有因素，
牢记心中莫马虎。
日常生活多注意，
有害因素尽量除。

2. 高血压　血压超过人的正常数值称为高血压，正常血压是推动人体血液流动的动力。当血压长期升高后，使人的血管和心脏负荷加剧，如同暖气水管压力过高出现破裂现象一样，高血压使血管内皮损伤，血管弹性下降而僵硬。严重的高血压还会使血管破裂，如脑出血。高血压还会使心脏工作负担加大，最后使心脏扩大，做功能力下降等。

3. 糖尿病　糖尿病是终生不会痊愈的慢性病，糖尿病除了能损害肾脏、神经系统及使人致盲以外，它还会加剧心血管疾病的发生。当人体血糖高于正常范围时，会促进高血脂的发生，而且高血糖病人血糖未很好控制升高后，升高的血糖毒害性很强，它可以损伤人的血管，加快血凝块形成，破坏血管的结构，80％的糖尿病病人都是死于心血管疾病。

4. 吸烟　吸烟对人的危害是多方面的。最为严重的就是肺癌与心血管疾病。烟草中的一氧化碳可与人体红细胞内血红蛋白结合，降低血红蛋白携带氧的能力。一氧化碳还会破坏人的血管内膜，使血管内膜不平整，而加速粥样斑块形成。烟草中毒性最大的是尼古丁，尼古丁可诱发高血压。吸烟者与不吸烟者相比，前者发生心肌梗死的要比后者高 2～4 倍。发生心脏猝死的要高 4～6 倍。经常与吸烟者一起的被动吸二手烟者，健康也会受到损害。被动吸烟者死于

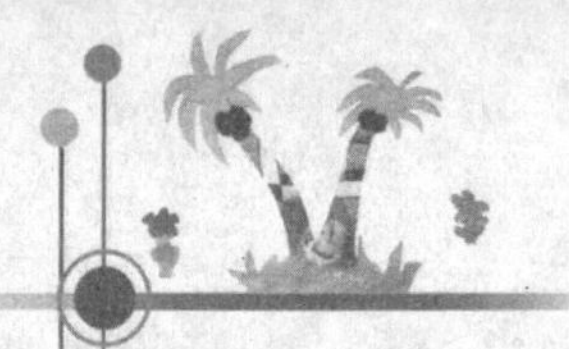

心血管病的危险要比不吸烟者高30%。

5.不爱运动 缺少运动是发生心血管疾病的危险因素。长期有规律的运动能增强心脏肌肉的收缩力,加强血管的弹性,改善血管系统向全身供血供氧的能力。运动还能降低人体胆固醇水平,减少脂肪,增加人体瘦肉比。

有不少人经常以工作忙、时间少为借口,不愿参加体育锻炼。长期这样下去,将会损害自己的健康。每周能够坚持3~5次,每次20~60分钟的有氧运动就可以明显减少心血管疾病的发生危险。忙于挣钱不运动,患上疾病不合算。有钱自己不能花,还有谁人比你傻。

三、心血管疾病的形成

胆固醇一般都附着在称为脂蛋白的结构物质上,被称为脂蛋白胆固醇,因脂蛋白的密度不同又分为低密度脂蛋白胆固醇和高密度脂蛋白胆固醇等。脂蛋白是运送胆固醇的载体,它把胆固醇运送到人体所需要的地方,参与人体重要物质的组成,如合成性激素、组成细胞膜胆盐和神经纤维。低密度脂蛋白负责把胆固醇运送到人体各个组织。高密度脂蛋白把胆固醇运出人体外。当人体低密度脂蛋白胆固醇浓度过高时,胆固醇会在人体血管内沉积,容易出现动脉粥样硬化。20岁以上的成年人,当胆固醇水平高于200毫克/100毫升时,20岁以下的年轻人血清胆固醇高于170毫克/100毫升时,明显增加血管动脉粥样硬化的危险。

动脉粥样硬化斑块是血脂沉积的结果,血管内膜破裂的地方正是易于血脂沉积的地方。在上述危险因素中,高血压、糖尿病、吸烟等因素都易于损伤血管内皮,为血脂的沉积创造了前期条件。

发生于心脏冠状动脉的粥样硬化斑块,会引起血管狭窄,减少心肌的供血量。严重时会使血流量完全中断，心肌组织因缺血而坏死，这就称作心肌梗死，是青少年发生心脏猝死的常见原因。

据美国专家调查报告，20 岁以上的美国成年人中约半数血清胆固醇处于正常范围的高值边缘。在 19 岁以下的青少年中，接近 40% 的人处于正常高值范围。每 5 个美国人中就有一个人高胆固醇血症，即血清胆固醇水平在 240 毫克/100 毫升以上。我国虽没有精确的统计数字，但因为我国膳食特点趋于欧美化，高胆固醇人群年年攀升。据粗略估计，我国大学生人群中高血脂的学生约占 10%。

冠心病若得上身，
气喘吁吁病不轻。
花钱受罪少不了，
急性发作会要命。

四、冠心病的表现形式

1. 稳定型心绞痛 当心脏的冠状动脉被粥样斑块堵塞 70%时，通过的血流减少，在平静休息状态时，其流过的血液勉勉强强够心肌跳动的需要，但在活动劳累状态下，因心肌负荷加重，心肌的需氧量增加，此时心肌会因缺血而疼痛，疼痛持续时间长，一般在经适当休息后才能缓解，这称为稳定型心绞痛。

2. 不稳定型心绞痛 此种情况多由动脉粥样斑块上血栓形成所致，血块形成后，使血管血流通过量立即减少，心肌缺血而疼痛，当血栓被冲开后，疼痛缓解，此型心绞痛与劳累关系不大，没有一定的规律，安静休息时也可发生，所以称为不规律性心绞痛或称不稳定型心绞痛。

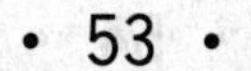

3. 急性心肌梗死 当心脏血管出现动脉粥样硬化斑块后，继发性血栓形成，使血管完全被堵死而不能自行冲开，导致血管供血的心肌缺血坏死称急性心肌梗死。急性心肌梗死与心绞痛的区别在于，前者短时缺血并未造成心肌坏死，后者则因严重心肌缺血而坏死。心肌梗死死亡率很高，大面积的心肌梗死或因心肌坏死，影响心脏搏动中枢的工作而出现心律失常，病人可立即死亡，这称为心脏猝死。

五、心肌梗死的症状与急救

心肌梗死多发生于 40 岁以后的成年人。偶尔也可发生于 20～30 岁的年轻人，青少年了解心肌梗死的典型症状与急救措施，可以在家人突发此病时从容应对，并应及时告知急救部门，如拨打 999 或 120 求助救治。

1. 典型症状 突然发生的胸骨后或左胸前逐渐加重的压榨性疼痛，持续时间较长，多在 10 分钟以上，可在安静或睡觉时出现，常伴有出汗，烦躁不安，甚至有恐惧感，休息或舌下含服硝酸甘油不能缓解。15％～30％的病人可能表现胃痛，少数病人感觉胸闷憋气，左颈或左肩放射性疼痛或麻木。有的病人发病时血压突然下降，发生休克时病人面色苍白，皮肤湿冷，脉搏弱而快，神志模糊，严重时昏迷。部分糖尿病患者的急性心肌梗死可能没有疼痛症状，一开始就表现为休克。

2. 易发人群

(1)年龄 40 岁以上，多患有高血压。

(2)有吸烟史。

(3)有高脂血症。

(4)有代谢综合征或糖尿病史。

(5)有心绞痛病史。

3. 家庭急救处理

(1)快速拨打急救电话 120 或 999,告知家庭住址及方位。

(2)等待急救车或自己送病人到医院,要尽量少搬动病人。

(3)尽量告知病人要情绪稳定。

(4)有氧气的,立即给病人吸氧。

(5)立即给病人舌下含硝酸甘油 1 片,或速效救心丸 10 粒。

(6)病人如心搏骤停,应立即开展心脏胸外按压术进行抢救。

心肌梗死情况急,
抢救不及致人死。
平时若有冠心病,
发作症状要记清。
一旦出现此情况,
及时抢救别发慌。

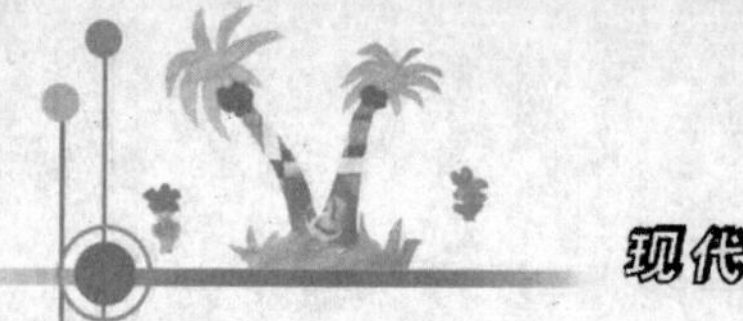

第七章　提高心理素质应对不良心理刺激

心理是指一个人对外界事物的情绪性反应，是每个人都具有的情感性特征。当一个人遇到外部事物冲撞时，不论这种冲撞是有益还是有害，总不可避免地作出心理上的反应。如受到上级表扬时，会感到高兴，情绪舒缓；如受到上级批评时，在心理上会表现出某种困惑、忧郁，这都是正常的。心理学是研究心理反应机制的一门科学，随着科学的进步，心理学研究日趋进步，也取得了许多丰硕的成果。这些研究成果已被用于人类日常的生活实践。消除人们过度的心理负面压力，调整心理矛盾，是心理研究成果应用的主要领域。

一、心理健康的定义与标准

心理是指一个人在其生活实践中经常表现出个体心理特征的总和，也称个性。有健康的人格个性特点是适应社会生存所必需的。健康的心理是指一个人在对待外部事物矛盾时能作出恰当的反应。当心理不健康时，会表现出过度的心理反应，这种越出正常范围的过度心理反应称为心理疾患，其表现形式是多种多样的，从心理压抑或忧郁，到焦虑、人格变态、与社会格格不入，甚至表现出反人类、反社会的变态人格特点。

要具有正常的、健康的心理，就必须加强自我心理修炼，提高自己心理承受能力和应对外部事物的正确反应能力。健康的心理是青少年健康成长与事业成功所必备的。一个人生长于世，必然要与人打交道，会遇到许许多多的矛盾，矛盾无处不在，无处不有。在家中，与父母兄弟相处，在单位与上下级同事相处，在学校与同学、老师相处等等，难免会有矛盾的地方。受到批评心理怨恨而做出过激的心理反应，这都是不健康心理的反应。

要培养健康的心理，就要了解健康的心理标准，以这些标准去对照自己，锻炼自己，逐步完善自我心理修养，最终达到心理健康的境地。世界卫生组织国际心理卫生大会给心理健康下了一个定义："心理健康是指身体，智能，以及情感上能保持同他人的心理不相矛盾，并将个人心境发展成为最佳的状态。"

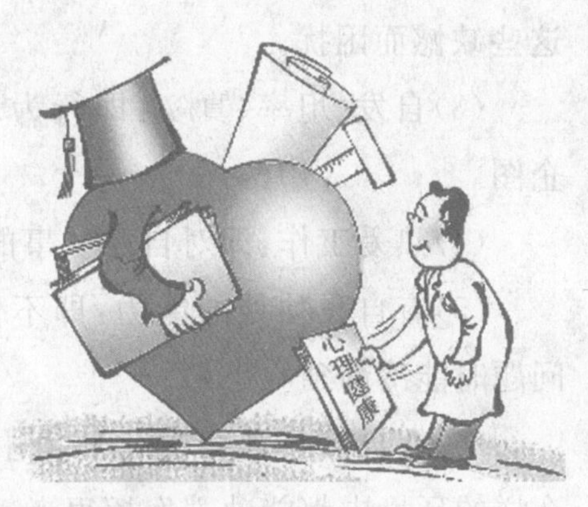

人们所处环境不同，所站的角度不同，对心理健康的理解也许会有一定差异，但都存在一些共同之处。那就是心理健康，其能在正常的智能基础上形成一种表现出良好个性，良好处世能力和良好人际关系的心理特质。在关于心理健康的标准方面，世界卫生组织也提出了具体的标准。希望青年朋友们能记住这些标准，理解这些标准，并以标准规范去修炼自己。

1. 世界卫生组织提出的心理健康标准

(1)身体，智力，情绪十分协调。

(2)适应环境，人际关系中彼此能谦让。

(3)有幸福感。

(4)在工作和职业中，能充分发挥自己的能力，过着有效的生活。

2. 美国心理学家提出的心理健康标准　Naslou 教授在上述基础上，根据自己的心理学研究体会又进一步拓展提出心理健康的几条

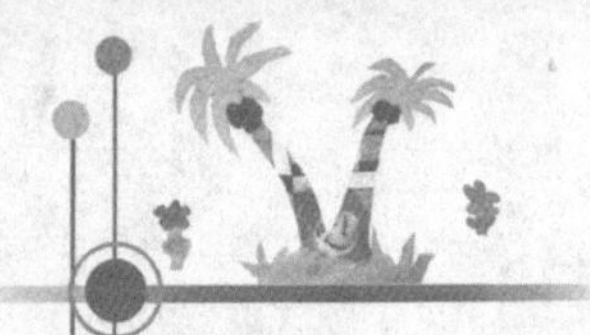

标准。它们是：

(1)现实知觉良好：即能够如实地看待世界，而不是按自己的欲望和需求来观察世界。

(2)接纳他人与自己：即能够接受别人的不足与缺憾，而不会为这些缺憾而困扰。

(3)自发、坦率、真实：即行为坦诚自然，没有隐藏或假装自己的企图。

(4)热爱工作：即对自己从事的工作尽心尽力，热情专注。

(5)有自我独处的能力：即不依赖别人求得安全感和满足，遇到问题时能冷静独立思考。

(6)在自然与社会文化环境中，能保持相对独立性：即无论在什么样的环境中都能独立发挥思考功能，并具有自制能力。

(7)有持久欣赏力：即对于某些经验，特别是审美经验，有着奇特而经久不衰的欣赏力，不会因事物的反复出现而为之烦恼。

(8)具有难以形容的高峰经验：即在人生中存在这样的体验：感受到强烈的醉心，狂喜和敬畏情绪，感觉到极大的力量，自信和决断意向。

(9)关注社会道德：即把帮助穷困受苦的人视为自己的天职，具有同世界所有人同甘苦共患难的强烈意识，千方百计为他人利益着想。

(10)人际关系深刻：即注重友谊和爱心，但交友的数目一般不多，同伴圈子较小。

(11)具有民主性格：谦虚待人，不存偏见，善于倾听不同意见。

(12)富有创造性：具有独创、发明和追求革新的特点。处事幽默风趣。

(13)反对盲目顺从：有自己的主见，认定的事情坚持去做。

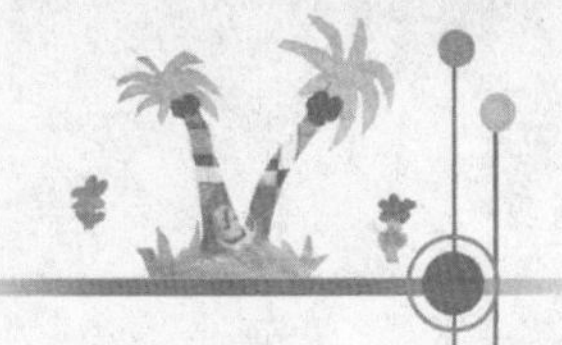

二、应对不良心理刺激的建议

矛盾无处不在，在生存的世界上，只要与人打交道，总要面对良性心理刺激和不良心理刺激。良性心理刺激如表扬、被爱、受关怀，由于良性心理符合人爱善的人格特点，不大容易引发强烈的心理反应。而不良心理刺激则不同，由于它们违反人类爱善的性格特点，往往容易引发强烈的心理刺激。如前几年发生于云南大学马加爵的杀人事件，就是因为在与同学打牌时，因输牌受到同学奚落而恼怒，顿时怒从心头起，恶从胆边生，残忍拔刀刺向同窗学友。事后为拒怕警方追捕而逃命海南，最终被捕入狱，被判处死刑，在刑场上结束了短短的20岁生命。马加爵的父母因独生子的被处决，终日以泪洗面，久久不能面对这个残酷的事实。打牌区区小事，几句讽刺的玩笑，竟能引发命案。追其原因是因马加爵心理不健康的人格缺失。由此可见，青少年面对不良心理刺激时，能正确处理，对维护自己安全多么重要。下面介绍几种遇有不良心理刺激的正确应对措施。

1. 受到上级或老师批评的调适　面对上级批评，不论其批评是否符合事实，都不要当面顶撞。被上级批评相当多的青年感到难堪，有时会脸红，这都是正常的心理反应，此时无论批评正确与否都不要立即作出反应，应冷静思考，对批评采取虚心接受的态度。正确的批评能帮助自己改正错误，有利于提高自己的才能。把批评当做提高才干的“磨刀石”，“刀不磨不快”，人不历经锤炼不能成才。即使批评错了也不要当面反驳，因为上级认为错误严重在批评时而感到气愤，如当面反驳易于激发上级领导的心理承受底线而发生冲突，使矛盾加深。应等待上级领导心情高兴时，再加以解释。

2. 被人嘲笑后的调适　人无论在得意还是失意时，被人讽刺有

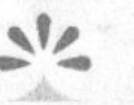

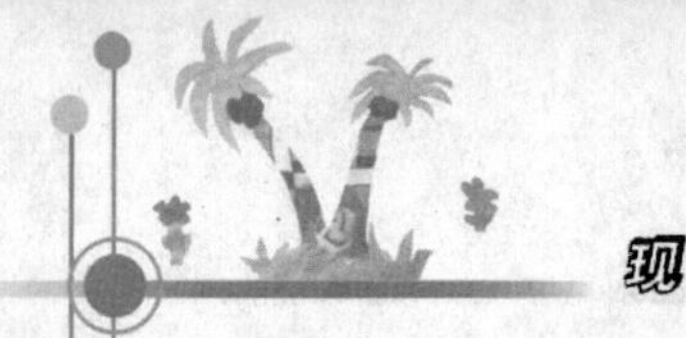

时是难免的。因为社会是由不同人格特点的人组成的。要生活得充实、安稳、潇洒,就要有充足的心理准备,学会与各种人格特点的人打交道。要不怕嘲笑、讽刺、挖苦,坚定不移地走自己的路。

当自己的行为遭到讽刺时,要分析一下别人的讽刺是否有道理,不要一概排斥,一律否定,甚至愤愤不平。生活中有些人心地是善良的,但表达的方式不对头。如有人关心你的进步,恨铁不成钢;也有的人生性善于讽刺挖苦,你取得成功,他讽刺你,你失败了,他挖苦你是狗熊。嘴长在他人身上,你不可能要求别人总说出令你高兴的语言。还是那句老话,走自己的路,任别人自由评说去吧!如果关心别人讽刺挖苦的动机和理由,一定会活得很累。

美国有个人叫道格拉斯,人小志气大,在竞选总统时,输给了林肯,对林肯怀恨在心,总想找机会报复一下。有一天下午,道格拉斯在一次聚会上遇了到林肯,就不冷不热地说:“林肯先生,我初次认识你时,好像你是一个杂货店的老板,你怎么能当上总统呢?真是有意思呀!”林肯从容地面对在场的人说:“先生们,道格拉斯说得不错,我原来确实开过杂货店,道格拉斯是我的老顾客,可是我现在离开杂货店了,可是道格拉斯还是杂货店的老顾客。”林肯虽然做过低等的职业,但经过自己长期不懈的努力,取得巨大的成绩与进步,因而受到别人妒忌、讽刺是难免的。林肯的行为告诉我们,为人坦诚,心态平和,做到胜不骄,败不馁,从容面对别人的讥讽、挖苦是人生必经的旅程。面对讽刺可以不屑一顾,可以像林肯一样巧妙应对,但千万不要像马加爵那样拳脚相对,甚至刀枪回应。

3. 对待冷遇的心理调适　冷遇按其感觉可分为主观性冷遇和客观性冷遇两种。主观性冷遇又称为自感性冷遇,也就是自己感觉到的冷遇。造成的原因在于求人的一方对对方估计过高,而对方未能使自己的愿望实现,受了冷落。客观性冷遇又可分为两种,一种是无意性冷遇，造成原因在于对方考虑不周全，顾此失彼，让求人者遭到了冷落。另一种是蓄意性冷落，造成的原因在于对方有意而为，怠慢你，让人难堪而不再去求他。

与人交往，遭人冷遇是家常便饭，有的人拂袖而去，有的人还心存怨恨，这样反应虽在情理之中，受人同情，但却不利于办事，有时还会因小失大，耽误办事进程。因此，遇到冷遇要研究对策，具体问题具体分析。

三国时期，刘备三请诸葛是妇孺皆知的故事。刘备请诸葛亮下山助其成就大业。诸葛亮两次躲避不见，张飞气得暴跳如雷，而刘备仍耐心等待，终因心诚感动了诸葛亮，决定下山相助，终使刘备成其霸业，魏蜀吴三分天下有其位。

4. 遭人怀疑的心理调适　现实生活中不乏这样的现象，一个人为社会和他人做了一件好事，理应受到人们夸奖和赞誉，不料却迎来一些人的怀疑，甚至会听到这样议论，“他的动机纯吗？”

生活常识告诉我们，人与人之间之所以会产生怀疑，原因是多方面的。有的是由于一时误解，缺少沟通与解释，进而形成了对某件事物的疑点。有的由于性格、脾气有差异，缺少相互间的包容与默契，为人疑神疑鬼，处事患得患失，对人产生怀疑是很自然的事。有的由于心理变态，因此对反感的人和事，均投以疑虑的目光。有的人由于清高，唯我独尊，缺少自知之明，对周围人和事总觉得不可思议等等。

对待怀疑应遵守以下几条原则：①没做亏心事不怕鬼叫门。②要允许别人怀疑，学会从怀疑中汲取营养。③尽量避免他人的怀疑。④真诚相待取得信任，切不可以牙还牙。

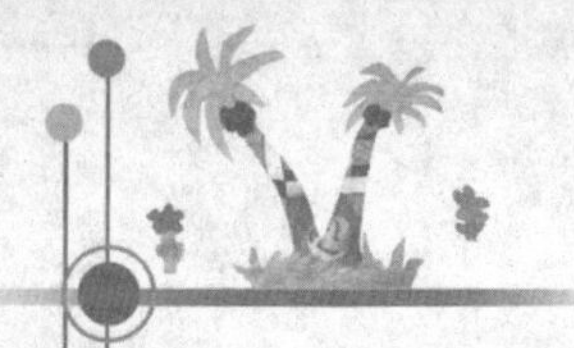

历史沧桑胸中装，富贵荣华梦一场，
自俭自尊度岁月，不攀不比不逞强。
矛盾纠纷处处有，心理健康是良方。
粗茶淡饭助寿长，无病无灾福而康。

三、常见心理性疾病

1. 抑郁　抑郁是一种情感性疾病，其特点是对现实生活不能正确对待，表现为心境不佳，情绪低落，忧郁，内心空虚，自我价值取向消失，人生无目标。抑郁症常见症状有：①长期心情不好。②对前途失去希望。③对日常生活，其中包括性活动失去兴趣。④失眠，食欲减退。⑤脾气急躁，做事不安心，整日感觉身心疲惫。⑥注意力难以集中，记忆减退，优柔寡断。⑦经常出现死亡或自杀念头。⑧浑身酸楚疼痛而且治疗无效。抑郁症的关键指标之一是上述这些症状中的部分症状要长期存在，也就是说，抑郁症并不是都要具备上述所有症状，但只要部分症状长期存在就可以诊断为抑郁症。每一个人在一段时间内，都可能出现情绪低落，这不能认为是抑郁；抑郁的基本特征是情绪低落为长期性。

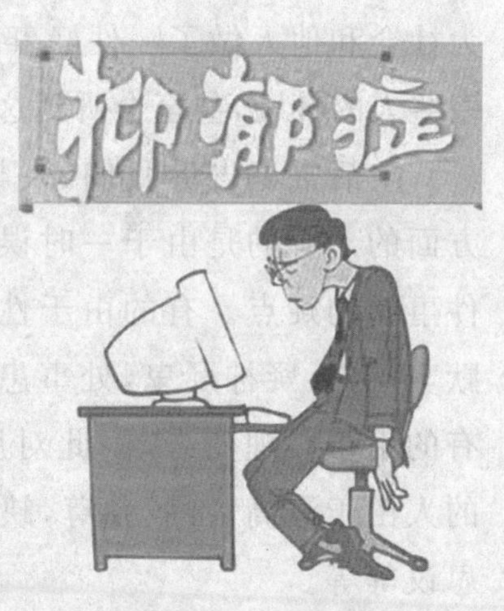

在我国有10%～20%的大学生自诉有抑郁的症状，其中约有5%的人群可被诊断为抑郁症，需要抗抑郁药治疗。患有抑郁症的学生大多有情感压力问题。这包括家庭问题、与人相处的人际关系问题。

大多数自杀行为都与抑郁有关。

2. 抑郁症的类型　据专家研究认为，抑郁症可归为两个主要类型，如在一段困难时期，比如离婚、失业之后出现抑郁，这称为继发性或反应性抑郁。可是有些抑郁无明显的原因，这称为原发性抑郁，主要是由脑内化学物质改变所致。当前，已经把抑郁症作为一种疾病，是需要治疗的。抑郁症最有效的治疗方法是心理治疗和使用抗抑郁药物。心理治疗是通过细致深入的思考工作，帮助病人从苦闷的心境中走出来，提高他们认识世界的水平和处理问题的能力。抑郁症患者大多性格内向，脾气倔犟，不善于与人沟通交流。遇到问题易于自责。对他们的心理治疗要能够深入他们内心世界，循序渐进地开导、帮助他们，解开思想上的“死结”。目前，治疗有四类药物，如单胺氧化酶抑郁药、三环类抗抑郁药，选择性 5 羟色胺摄取抑制药，以及 5 羟色胺去甲肾上腺素摄取抑制药。心理治疗与抗抑郁药物治疗相结合比单一治疗效果更好。

3. 自杀　抑郁症的极端表现是自杀。据美国 1999 年统计，在该年的下半年自杀的人数有 30 575 人，15～25 岁的年轻人为 3 885 人。在年轻人中自杀是常见的死亡原因。在我国，每年约有 5 000 人自杀，其中年轻人约占 1/3，自杀在我国大学生中也不少见，有的因恋情，有的因就业，有的因学习。在所有大学生自杀案件中，几乎所有自杀行为皆由抑郁引发。在我国实行计划生育，每家只生一个孩子，孩子自杀引发的家庭、社会问题相当严重。因此，必须要重视自杀的预防，要加强防止自杀的知识宣传，要及时发现年轻人的抑郁情绪，主动给以帮助，不要冷落或忽视抑郁症患者。

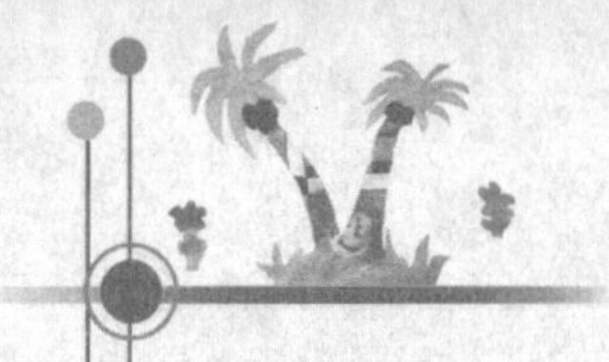

四、提高心理健康水平的措施

1. 善于沟通 在日常生活中，人与人之间难免会产生摩擦，会遇到矛盾。在这种情况下，沟通最为重要。沟通就是要发挥语言交流能力。通过彼此交谈起到化解矛盾的作用。在工作的同事之间，在家庭中的夫妻之间，有时因立场不同，认识不同，所处地位、环境不同，会发生一些误会，有些人会因此以生闷气来对待，你不仁我不义，这样很容易加深矛盾，激化矛盾。在有矛盾时，要及时主动去进行语言沟通。沟通是一门技巧，要把握时机，把握说话的分寸，以诚相待，用真心去感动对方，让对方说出产生矛盾的原因，彼此在认识上达成共识，起到化解矛盾的作用。例如，在男女青年恋爱时产生了误会，某一方因误会提出分手，此时一定要先行沟通，消除误会。在彼此沟通努力下仍不能消除矛盾，分手也是自然的事，“此位姑娘留不住，那位姑娘更胜她”。年轻人要有“两岸猿声啼不住，轻舟已过万重山”的美好心境。

2. 善于幽默 幽默是心理健康水平高的一种表现。玩笑是幽默的一种表现形式。善于开玩笑的人一般不大患忧郁症。因善于幽默的人能提高人的心境，把矛盾在不经意的玩笑中就化解了。所以，年轻人要学会幽默。在与人交流上，善于幽默风趣处事，不要把什么事情都看得太严肃，太死板。在日常生活中，要学会笑，笑给人以愉快的感觉。现在有些行业，提出微笑服务，对待顾客要笑脸相迎，微笑服务，这样易拉近与顾客的心理距离，给人以一种亲切感。在夫妻之间，一进门看到老婆或丈夫微笑着打开门，微笑着递上一杯茶，微笑着递上擦手的毛巾，还有谁能不为之高兴呢？有研究发现，让病人总处于幽默的环境中，病人恢复要明显快于不幽默的病人。笑能治病，这一点也不假。现在，治疗性幽默已与其他治疗方法一样作为一种正规的治疗手段。

3. 善于化解矛盾　尽管极力避免矛盾，但在与人接触交往时，矛盾总是可能发生，因为矛盾无处不在，无处不有。但如何对待矛盾、处理矛盾是能够反映一个人的心理状态的。有些人在遇到矛盾时，有时不能从容对待，往往以牙还牙，采取不适当的手段去对待矛盾，这样容易使矛盾激化，不利于矛盾的解决。化解矛盾是成大事者的优良品质之一。因为有许多矛盾不是靠对抗能解决的，必须靠技巧来化解。

在产生矛盾时，一味采取忍让的态度也不行，如在夫妻之间，出现矛盾时，有些丈夫抱着好男不跟女斗的态度，处处忍让，往往产生不好的效果。忍让不利于化解矛盾而易进一步扩大矛盾。有了矛盾要找到产生矛盾的根源，找到产生矛盾的焦点，在此基础上去相互沟通。矛盾双方相互对话是解决矛盾的惟一方法。遇到矛盾不发火，不退让，主动对话并找到矛盾的根源，彼此达成一定的共识，就能够消除矛盾，化解矛盾。

人生活在世界上，
面对矛盾可不少。
学习提高有必要，
心理素质修炼好。
遇事不急也不躁，
处理方法要周到。

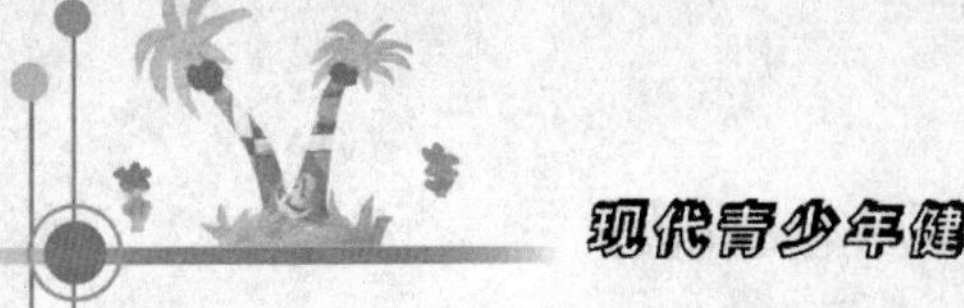

第八章 步入幸福的婚姻殿堂

婚姻是人类组成家庭的前提条件,有一首歌叫做"谁不想有个家",充分反映了人类组成家庭的重要性。青年男女在到达婚龄以后,两两结合组成家庭,此种男女结合的家庭关系是任何其他关系所不能取代的。男女相互结合,由相互独立的个体结合为一个整体,他们相互依赖,相互关怀,相互照应,婚姻不仅是人类繁衍后代的需要,而且也是促进人类健康的需要。有许多研究显示,终身单身的男女,其患病率或死亡率要远远高于婚配结合的男女。男女结婚以后,双方脚踏实地构成一种密切的友谊关系,是依恋的源泉,是对抗外界环境干扰的有效联盟。家庭是构成社会的细胞单位,每个家庭幸福就能保证社会长治久安、和谐发展。在青年组成婚姻家庭过程中,有许多值得注意的环节,如果能把握好这些环节,就能够保证婚姻美满,家庭幸福。

一、如何寻找知心爱人

在阿尔弗莱德的小说《弗雷德里克和贝纳勒塔》中,巴黎的一位歌手贝纳勒塔向自己心爱的弗雷德里克说:"自从我爱上了你,所有的男人在我的眼里都显得丑陋和愚蠢。"索麦尔塞特莱恩姆笔下的主人公,流浪汉贝尔特曼向他的情人伊莎贝拉说:"除了你我看不见任何人,我想象不出,有谁能像你那样可爱,能令我动情。"爱情具有排他性的特点,在相当长的时间内,一个男性或一个女性,同时等距离天平平衡般同时爱两个人是不可能的。寻找爱人是两人感情、愿望、世界观绝对融合的结果，是爱情的价值所在，来不得半点虚假与伪装。在寻找爱情时，要做到印象上美好，感情上接受，生活上协调。对于一个心爱的人，离开一分钟就会感觉很久那样挂念，这种感觉就是爱情。

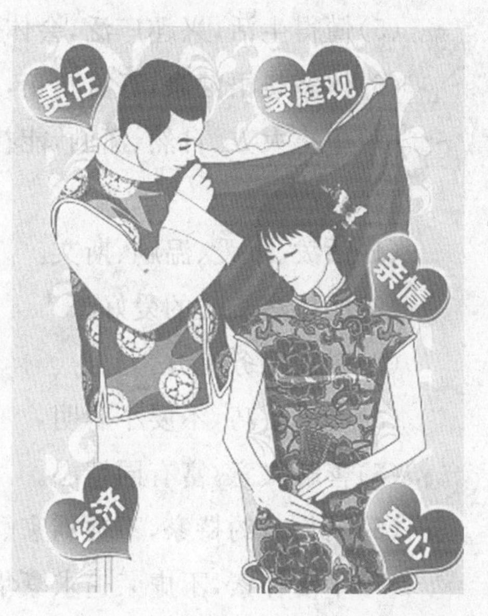

在寻找爱人时，不论男性还是女性都想找位漂亮心仪的、善解人意的、能干的、有才能的、能赚钱的。总而言之，在心目中总想寻到尽善尽美的人。然而，在现实生活中，十全十美的男人或女人是没有的，他们只存在于诗人的词句中而不存在于现实生活中。如果没有这种认识，主观想象，最后挑得眼花，在满地球都挑不出一个可心的人。最终失去了美好年华，成了大男剩女，那就得不偿失了。在寻找对象时，要遵循三原则：①对眼原则。就是看对方觉得舒服，不别扭，要外表形象上相互满意。②对等原则。就是在学历，经济条件，社会地位，家庭背景上相似，没有太大的悬殊，因为男女双方走到一起，要共同生活，具有共同语言，形成共同爱好和兴趣是爱情永存的基石。③对爱原则。就是两人相互恩爱，尤其在婚后性生活问题上，如一方过热一方过冷，不能彼此配合、相互默契，也容易出现问题。

在选择爱人时，具体要落实在一个现实的人身上，要发现他(她)身上有哪些能够吸引自己的东西，下面提供选择对象时的几个标准：

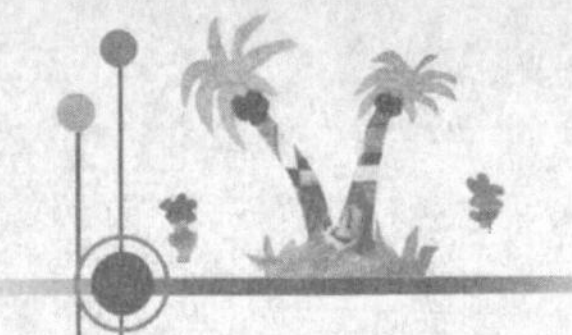

1. 理想的男性

(1)诚实,正直,不虚伪。

(2)遇事果断,敢作敢为。

(3)博学多识,勇于进取,有强烈事业心。

(4)爱憎分明,有正义感。

(5)懂得生活,兴趣广泛,会体贴、关心人。

(6)体态魁梧健康,五官端正,外貌不求漂亮但令自己喜爱。

(7)举止大方、自然、潇洒,能礼貌待人。

2. 理想女性

(1)活泼、可爱、温顺、斯文。

(2)能体察丈夫的爱好。

(3)料理家务有方。

(4)心灵手巧,不耍小聪明。

(5)善解人意,富有同情心。

(6)勤俭节约持家,不独霸家财。

(7)生活朴素,不虚荣追求豪华。

(8)不过于花俏,待人接物诚恳大方。

(9)富有修养,善于处理邻里关系和亲属间的关系。

在寻找女性时,不要把漂亮放在头等地位,漂亮因人而异,有句话说得好,情人眼里出西施。女人因可爱才漂亮,而不是因为漂亮而可爱。可爱的含义包括温柔体贴,善解人意。

二、取得异性好感的方法

恋爱的目的是寻找终身伴侣,要与其共同生活,组成家庭并孕育子女,婚姻后能否幸福,其关键就是能否找到好的伴侣。男女结合后

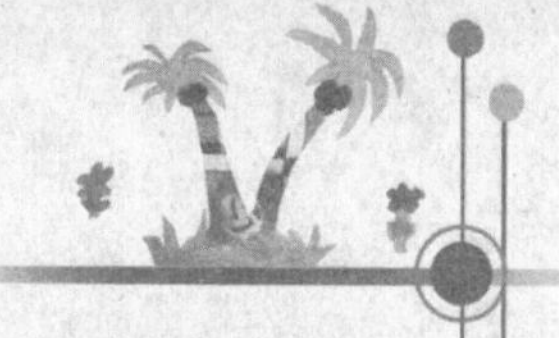

组成的婚姻关系胜过其他任何关系，两者白天同吃，晚上同住，密切相处，两者的包容性、相爱性、相知性是构成幸福的基础，要做到同枕且同心，而不是同床异梦，就要在寻找爱人阶段采取审慎科学的态度。

要获得爱情，男女双方必须对对方有好感，要了解自己和对方的优缺点，了解对方性格价值取向，一个落落大方与一个斤斤计较的人无论如何都不能过到一起的。要找到理想的爱人，必须深明男女两性在爱情方面的不同特点。

1. 恋爱态度有所不同　女性在恋爱中渴望得到被爱，被关怀，被理解，并和男性建立亲密关系，往往追求在感情方面的高度接近。因此，女性只要爱上一个男性，用情相当热烈，如当一个女性与男性发生性关系后，对性爱投入特别专著。一旦被男性提出分手的要求，女性往往会做出求死殉情的举动。而男性在爱情生活中，往往把自己的才学、能力与异性的美貌、柔情的相互吸引作为支柱，他们希望女方对自己一往情深，但却觉得自己付出感情是一种柔情表现，有失男子汉的气度和尊严，所以即使热情如火，也不愿作出坦露的表示。

2. 选择标准的差异　女性注重于男性职业、爱好、经济地位、家庭条件等。男性更注重女性的体貌、性情。所谓男才女貌，在择偶条件中占有主导地位。另外，女性择偶心理比较实际，具体条件比较多；而男性择偶心理比较浪漫，幻想成分比较多。

3. 情感表现差异　女性一般感情羞涩而少外露，善于掩饰自己，表达爱慕时常感到羞涩难开口，喜欢婉转含蓄，用暗示的方法，而不喜欢过早用动作行为的亲切来表示。而男性反应迅速，意志坚强，勇敢胆大，只要喜欢往往对爱喜形于色，溢于言表，过快进入爱情角色。

4. 性反应差异　男性在对某女性产生爱慕之情时，容易产生性的冲动，如接吻、拥抱都能激起性的兴奋，表现为阴茎的强烈勃起，有

产生性行为的强烈要求，所以有人形容男性对性爱如同烈火，烧得越猛熄灭越快。而女性的性兴奋来得缓慢，一般都需要较长时间性的挑逗，一旦性兴奋来临，表现十分沉稳，不像男性那样急于求成，故有人形容女性性爱表达像烙铁，热得慢、冷得慢。

5. 爱情感受差异 对爱的感受男女有所不同，男性往往粗心，不能仔细体察女性爱情心理，多顾及大的方面而忽视微小细节，如男性对女性的生日，爱情初恋之日往往记不住。男方对女方的炽热感情易外露，但当发现对方情绪变化往往措手不及，不知如何应对。

女性情感细腻，善于观察对方的心理，她们追求爱情的甜蜜，要求男方的言谈举止要称心如意。粗心大意的男性往往不经意的一句话、一件事也会引发她们的不快和伤感。

6. 对爱情波折承受能力差异 对待恋爱过程中的摩擦，男性较随意。他们面对矛盾和争吵往往比较坦然，容易作出让步，不愿意把矛盾扩大。女性往往因为一点小小不快就大动感情，激动不安，甚至哭泣。因为她们最希望得到男性的体贴关心，而一旦发生摩擦，不论何因何故，总使她们产生一种希望破灭的危机感。

了解男女在恋爱过程中不同心理的特点，就能够把握方法，投其所好，从而赢得对方的喜欢。恋爱要讲究技巧，讲究方法，切不可盲目乱来。

婚姻人生之大事，
严肃认真去处理。
相互接触多了解，
共同携手奔未来。

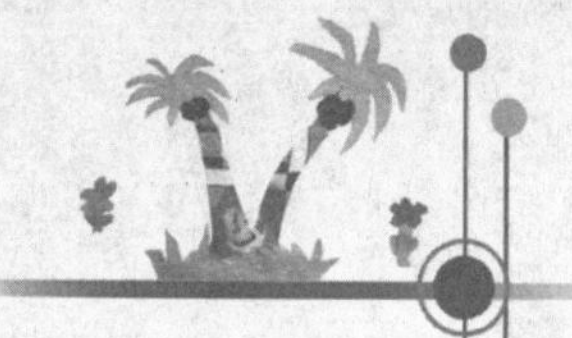

三、初恋时应掌握的策略

1. 打开女性心扉　要注意创造男女两性共同点，创造彼此协作关系，如能同心协力做一件事，同心协力找到共同爱好、兴趣点，以发现两人间共同语言点，切忌她说东你说西。男性要主动出击，在野生动物中，雄性多为主动出击方。在人类也要这样，面对心仪的女孩要主动示爱，切不要等待对方主动。一旦彼此间有共同话题、共同做事、共同处理困难的机会，感情的发展就水到渠成了。

2. 同上一条船　与女性相处时，应尽量接近距离。在交谈中经常把你和她说成“我们”，不知不觉中她的心就会向你靠拢。要有在一条船上的感觉，你对于女性来说有把握方向的船长风度，有随时救美的英雄气概，有避风挡雨的博大胸怀，有搏击风浪的开拓精神。这样的男性有多少女性能不为之所爱呢？

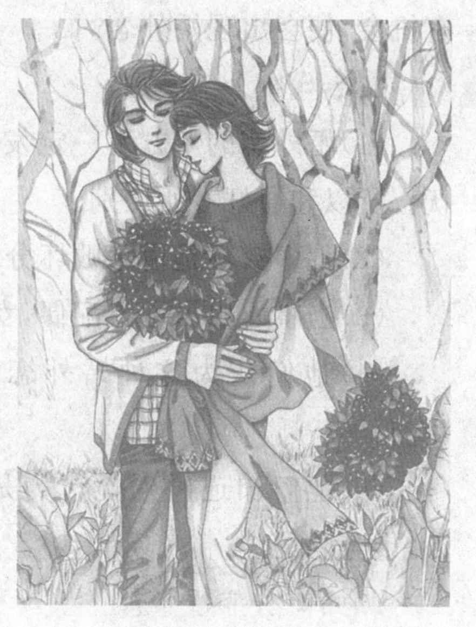

3. 学会扭转僵局　初次与异性相处，在处事方式、世界观等方面难免存有差异。在女性表现不满和抱怨时，不要急于解释反驳，要首先认同她的观点，仿佛与她站在同一立场上，然后再用“但是”“不过”等词来一个转变，巧妙陈述与之相反的观点。你不妨对她说：“这件事很突然，难怪你会不满。”如此一来她反倒会觉得自己不该如此任性和挑剔。要记住，女性心细易于小处找问题，在与女性交谈时，须十分小心，时时注意她的挑剔或故意设下的爱情试探陷阱。要先顺从

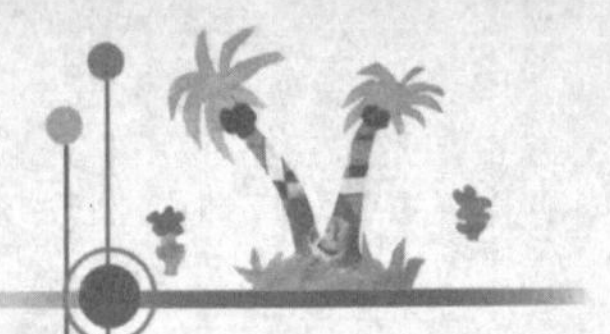

之后寻找机会在她高兴时纠正之。学会化解心结、扭转僵局，只要你真的认为她可爱，就不要与她斤斤计较。诚以动之情，爱以博其心。

四、防止第三者入侵

爱情是两性之间情感交流互悦的个人秘密，而婚姻是两性之间性结合的社会形式。爱情发展结果是婚姻，而婚姻并不等于爱情。没有爱情的婚姻是普遍的，比如说强制性婚姻，买卖婚姻，延续香火婚姻，凑合性婚姻等。在这种婚姻状况下，人的爱情会受到压抑，一有机会，便会出现婚外恋。

1. 当代婚外恋特点

(1)婚外恋的双方不一定发生性行为，有些仅限于拥抱，接吻，爱抚。所以和通奸有所区别。

(2)大多数不是道德败坏分子，而且素质不低，各方面表现较好。

(3)当事人以男方有配偶，女方无配偶居多。

(4)他们认为这种婚外恋是纯真的，并不以破坏他人家庭为目的。

(5)他们知道婚外性行为是与社会道德不相容的，所以十分小心，十分隐秘。

2. 如何防范婚外恋

(1)防止第三者入侵，首先在恋爱时要选好对象，考察对方的人品，为人忠诚可靠、办事稳健者在婚后发生婚外情的可能性较少。如一方在恋爱前已有性乱史，发生婚外情的可能性较大。因为他(她)养成了性不严肃的习惯，一旦有机会很容易老毛病复发。

(2)在婚后，应体贴对方，尤其是女性，展示温柔可爱特质，以性动人吸引对方。在调查的男性婚外恋中，婚姻内性生活不和谐是其常见原因。有的因女方过于刚强，使男性处于弱势状态，与女方同房时胆战心惊，不能尽情享受性的愉悦，久而久之失去对女方的兴趣，很容易追求其他女性，导致第三者插足。

男方在婚后过度酷爱烟酒，时常与同事或朋友酗酒到深更半夜，或者干脆通宵达旦夜不归宿，让女方独守空房，易使女性产生婚外不轨行为。抽烟、酗酒易引发男性性功能障碍，导致女性不满而引发婚外情。

(3)男性与女性相比，男性发生婚外情的可能性较大，所以女性要做到温柔体贴，多关心男性。只有温柔体贴、善解人意的女性才能让家庭成为宁静的港湾。男性在外操劳奔波，承受着养家糊口的重任，当从外边浑身疲倦地回到家里，在这温情的港湾里尽情放松休息，抛弃一切烦恼与压力，恢复体能，补充能量，会感到无比的幸福，面对如此幸福的家庭，温情的妻子，必定会在自身周围筑起防止第三者入侵的坚固长城。

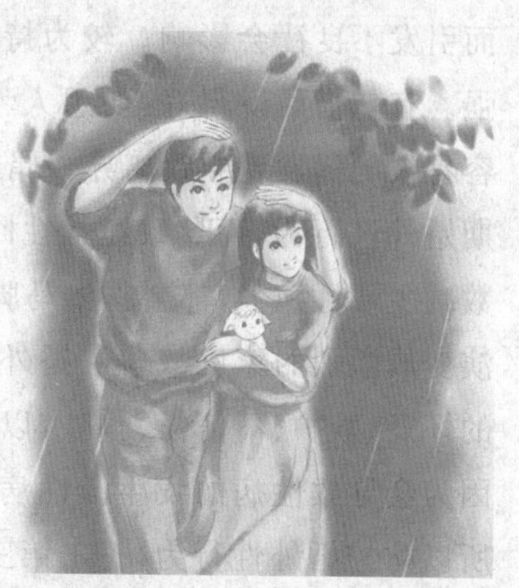

温柔体贴、善解人意的妻子能够不断地变换花样使家庭增添新鲜感，比如突然有一天，她发明一道美味佳肴，或者改变了自己的穿着，便给她自己增添了无穷的魅力或吸引力。不管外面风景多美丽，外面姑娘、少妇如何养眼，男性都不为其所动，因为他在家得到了幸福，他被妻子的温情所感动。当他一旦有越轨的念头时，会感到妻子那双温柔的眼睛似乎在提醒他不能胡来。多数男性在妻子与孩子稚爱的眼神关切下，会悬崖勒马，坚定自己爱家的信念。

(4)第三者婚外性行为的动机多种多样，如女性想证明自己的吸

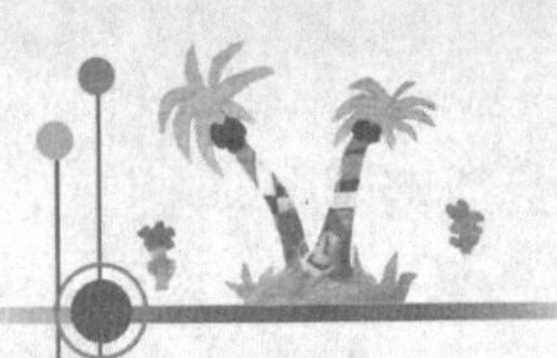

引力，想通过第三者行为改变自身处境，或因自己丈夫性无能而对性的渴望等。男性想证明自己的男性魅力，在自己妻子那里得不到性愉悦，就去寻找更年轻的性爱对象等等。无论什么原因，婚外性行为由于其非法性，只会给当事双方心理造成一定的压力。婚外性行为又称偷情，一般多选在较为隐秘的、不为人知的地方。有仓促上阵的味道，因而发生怀孕的危险相当大。一旦女方因婚外性行为而怀孕，往往要承受巨大的社会舆论压力，有的因目的不能达到，则寻求轻生而引发不良社会影响。较为持久的婚外性行为，对婚姻的威胁性很强。有句俗话说得好，要想人不知除非己莫为。持久的婚外性行为容易被配偶发现导致离异。偶尔一次私密性很大，不容易暴露，但长期婚外性行为，而导致经常性回家过晚或彻夜不归，或与原配性交次数减少或性勉强，都会露出马脚而被发现。一旦被原配发现，多数都演变成激烈的家庭战争。婚外性关系遇到反对，除了会引发夫妻间的怀疑、嫉妒、不信任、争吵，以及造成离婚外，最有力的反对意见是因为会导致性病的发生。性病传播多数是由婚外性行为所引起的。所以防控婚外性行为，打击第三者不仅是社会稳定的需要，也是防控性传播性疾病的需要。

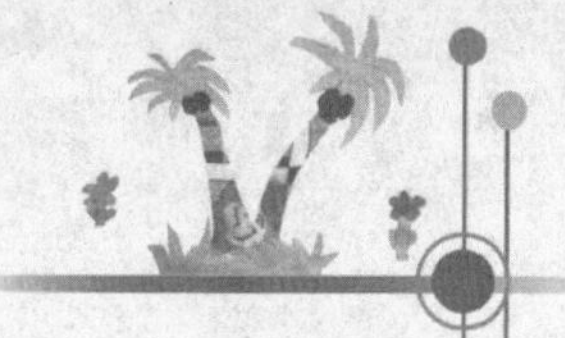

第九章　合理饮食促进身体健康

一个人从呱呱落地到最后离开人世，每天都离不开食物。食物是提供人类营养的重要源泉。要拥有健康的体魄，人就必须要有足够的营养。每个人日进三餐，获得了哪些营养成分，如何吸取营养做到营养均衡，既不因营养不足而消瘦，又不因营养过剩而肥胖。本章可以揭示这些奥秘，告诉大家营养对人的健康有哪些重要作用，如何做到合理营养。

一、人体营养的来源

汽车来往穿梭于大街小巷，给人们生活带来了极大的方便。汽车之所以能在公路上跑动，是因为汽油给它们提供了能源。汽油燃烧推动汽车内燃机带动车轮而前行。汽车行驶除了汽油作能源外，在汽车齿轮间还有润滑油起到保养作用。

人体所需的主要营养有七类：糖类、脂肪、蛋白质、无机盐、维生素、食物性纤维和水。糖类、脂肪、蛋白质的作用与汽油类似，称之为能源性营养物质，为人类活动提供能源。维生素、无机盐、食物性纤维、水称之为保养性营养，在维护人体器官功能方面发挥主导作用。

1. 碳水化合物　碳水化合物是糖类物质的雅称，它们主要由碳、氢、氧元素构成，氢、氧是水的主要元素，所以人们把糖类物质统称为碳水化合物。碳水化合物是结构性称谓，糖是性质称谓，两者指的是一个东西。糖类是人体主要能源物质，在日常活动中，碳水化合物是

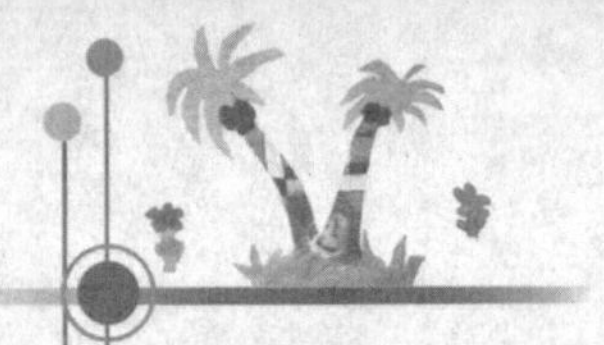

人的第一能源。只有在糖不足条件下，才启动人体的候补能源储备物脂肪和蛋白质。每克碳水化合物在“燃烧”时能产生4卡热能。平均每个人每天大约需要2 000卡的热能，其中60%是来源于碳水化合物，粗略估算每天大约有1 200卡热能是由糖提供的。糖如何转化为能量，这涉及人体内非常复杂的生化反应。碳水化合物以3种形式存在于自然界中，形式不同主要取决于构成糖分子的糖单元数量。只含有一种糖单元的碳水化合物叫单糖，存在于我们体内的葡萄糖（又称血糖）就是典型的单糖。由两个糖单元构成的碳水化合物叫双糖，日常吃的蔗糖就是双糖，由两个以上糖单元构成的碳水化合物叫多糖，日常生活中所吃的淀粉就是多糖。

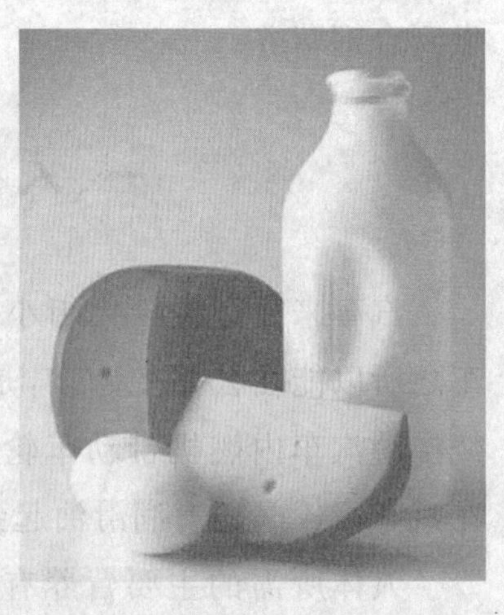

糖是人体的主要能源，它需要从日常饮食中补充。在日常生活中所吃的水果糖，糖类点心，淀粉类食品，以及稻米是人体糖的主要来源。每天一个人不吃糖不行，但过多吃糖对人体健康也带来不利的影响，如能引发肥胖、其他类营养物质不足、牙病、糖尿病和心脑血管病，所以要做到均衡营养。在日常饮食中，糖的摄取既不要少又不能过多，建议每天摄取的能源物质中糖不要超过10%。

2. 脂肪 脂肪类食品人们并不陌生，日常所吃的大豆油、菜子油、花生油及各种动物油都是脂肪类食品，主要向人体提供脂肪类营养。脂肪是人体重要的营养源，能给人体提供大量的能源，脂肪产能大于糖类，每克脂肪在人体能产生9卡热能，远远多于糖类物质。在日常生活中有这样的体验，吃油类食品耐饿，这是因为脂肪在胃内消化慢，它在胃内存留时间和容积要大于其他食品，给人以一种耐饿的感觉。油脂类食品不仅能给人体提供脂肪,脂肪在人体还能帮助吸收脂溶性维生素,如维生素A、维生素D、维生素E、维生素K等。如没有脂肪,这些维生素将快速穿肠而过,不能被吸收利用,会造成人体脂溶性维生素严重缺乏。脂肪还有保温的作用,体脂多的人耐寒力强于消瘦的人。脂肪的来源较为丰富,在各种动物肉的脂肪层都含有大量的脂肪酸。脂肪酸主要由3种成分构成,饱和脂肪酸,单链不饱和脂肪酸和多链不饱和脂肪酸。脂肪酸来源不同,上述3种成分比例也不同。有的含饱和脂肪酸较多,有的含不饱和脂肪酸较多。

有的油含饱和脂肪酸比例高,有的含饱和脂肪酸较少。在日常的烹调油中,椰子油、棕榈油所含的饱和脂肪酸的百分比要多于橄榄油和菜子油。在椰子油中含有92%的饱和脂肪酸。在选择食用油时应尽量选用含饱和脂肪酸少的油类。含饱和脂肪酸多的油类容易在人体形成高血脂,是继发心血管疾病的危险因素。世界卫生组织建议成人每天脂肪摄入量不超过10克,摄入脂肪过多容易产生肥胖,引发多种与肥胖有关的疾病。内胚叶体型者胃大,体内脂肪细胞大。这样的人务必不要摄取过多的脂肪,尤其是含饱和脂肪酸多的脂肪。

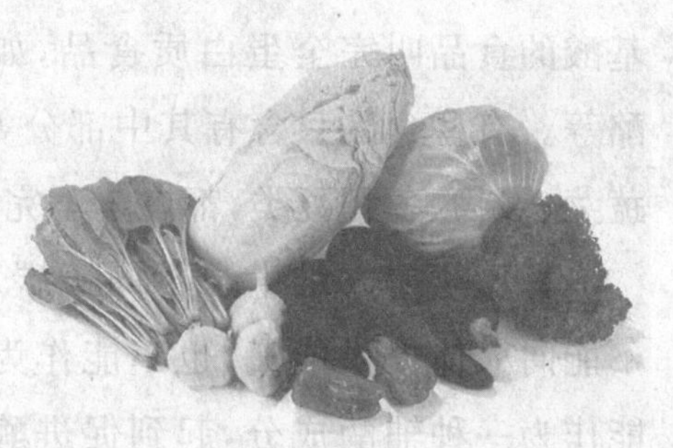

胆固醇是人体内产生的一种脂类物质,为人体健康所必须。体内性激素合成都离不开胆固醇。但胆固醇又是继发心脑血管病的危险因素,当体内血浆胆固醇浓度高于220毫克/100毫升时,就容易发生心脑血管疾病。牛奶、带鱼、动物油和蛋黄中都含有大量胆固醇。摄入过多饱和脂肪酸最容易出现高胆固醇血症。30岁以上

成年人为健康着想，一定不要过多摄入饱和脂肪酸和含胆固醇多的食品。

3. 蛋白质 蛋白质也是人体重要的营养物质。人体生长发育，以及破损组织的修复，都需要蛋白质。当体内碳水化合物和脂肪缺少时，就要分解蛋白质转化为葡萄糖，进行必要的能源替补。体内一些酶的合成和激素的产生也需要以蛋白质为原料。人体蛋白质不足会出现生长停滞和伤口愈合障碍。

构成蛋白质的单元成分是氨基酸。在自然界和人体内共存在20多种氨基酸，其中8种氨基酸来源于所摄取的食物。含有所有8种氨基酸的食品叫完全蛋白质食品，如动物性食品，包括牛奶、肉、鱼、乳酪等。有些食品只含有其中部分氨基酸，称不完全“蛋白质食品”，如蔬菜、谷物、各种豆类，都属于不完全蛋白质食品。

4. 维生素 维生素不同于碳水化合物、脂肪和蛋白质。维生素不能向人体提供能量，也不能作为人体的支撑结构成分。维生素只能作为一种辅酶成分，起到促进酶反应的作用。维生素还能帮助人体启动各种人体反应，如能量转换、无机盐的使用，以及组织的健康生长。

维生素共分为两大类，水溶性维生素和脂溶性维生素。水溶性维生素有B族维生素、维生素C。摄入过多水溶性维生素，多余的可从尿排出体外。脂溶性维生素有维生素A、维生素D、维生素E和维生素K。摄入过多的脂溶性维生素能在脂肪组织储存下来，水溶性维生素能快速溶于水。水果和蔬菜中含有水溶性维生素较多，在制备这些

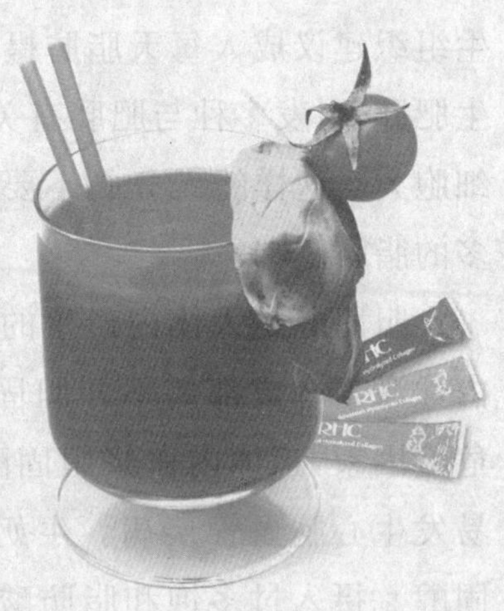

食品时要注意不要过度冲洗蔬菜和水果。尤其在烹调时，不要炒得过烂，以防止水溶性维生素丢失。维生素存在于各类食物中，要保证有足够的维生素，最好的办法就是什么都吃，不要挑食，这对于青少年非常重要。令人遗憾的是，有不少青少年有偏食、挑食的习惯，不能做到均衡膳食，因而容易出现健康问题。有研究认为，成年人摄取足够的维生素A、维生素C和维生素E能明显减少癌症的发生危险，还能防止血管动脉硬化的发生。

叶酸是人体较重要的一种维生素，在怀孕前和怀孕后补充足够的叶酸可减少婴儿发生畸形的风险。我国卫生部门建议准备妊娠的妇女每天要保证摄取400毫克的叶酸。

维生素对人的健康是非常重要的，尤其是孕育胎儿的妊娠妇女。

5. 纤维素 纤维素对人没有什么营养作用，但它对人的健康却有重要作用。纤维主要来源于植物或水果。在咀嚼蔬菜或水果时，最后在口腔内留下粗细不均的残渣物，这就是纤维素。纤维素分为两大类，即不溶性纤维和可溶性纤维。不溶性纤维不溶于水，不能被人体吸收，吃进植物性纤维进入肠道后，能吸收肠道中的水分，构成了粪便的主要成分，多食不溶性纤维有利于粪便的排出，减少粪便在肠道的停留时间，故能减少粪便有毒物质对肠道的刺激作用。因此，有保护肠道健康的作用。有研究报道，经常食用不溶性纤维可减少肠癌的发生危险。可溶性纤维能溶于水，进入肠道可能转化为胶体物质，进入肝脏胆管后能吸附胆固醇，促进胆固醇从粪便排出。因此，水溶性纤维有明显降低胆固醇的作用。

6. 水 水也是最重要的营养元素。水在人体中起到重要的作用，其他营养物质在组织中运行都需要水，人体50%以上是由水构成。假如没有某些必需的无机盐或维生素，人还可以活上一年半载，如果没有水，人活不过一个星期，将因身体脱水而死亡。有些青

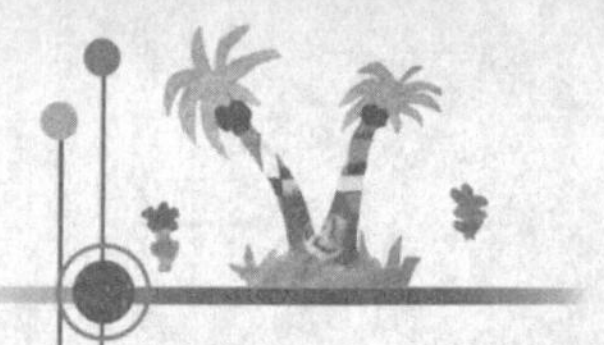

少年不了解水的重要性，每天很少喝水，这是不对的，青少年每天需要喝6～10 杯水，运动或体力活动时，需要水更多。每一个青少年要认识到喝饮料如茶、咖啡、可乐不能代替喝水，应提倡多喝水。水果和蔬菜也含有人体需要的水分，可多吃水果、蔬菜。也可通过喝牛奶及非咖啡类的软饮料来补充水分。对于婴儿不能过多地喝水，婴儿补水过多可使血钠稀释，能出现危险的低血钠，甚至可引发死亡。

7. 无机盐 人体组织中几乎含有自然界存在的各种元素，而且与地球表层元素组成基本一致。在这些元素中，已发现有 20 多种的元素是构成人体组织、维持生理功能及生化代谢所必需的。其中除碳、氢、氧和氮主要以有机化合物形式存在外，其余统称为无机盐或灰分。含量大于体重 0.01%，每人每天饮食需要量在 100 毫克以上者，又称为常量元素或宏量元素，如钙、磷、钠、钾、氯、镁与硫等 7 种。机体中含量小于 0.01%者为微量元素。根据目前的技术水平，在人体内可检出约 70 种无机盐，据相关资料或习惯认为必需微量元素有 14 种。1990 年，联合国粮食与农业组织、世界卫生组织和国际原子能机构重新界定必需微量元素的定义，维持正常人体生命活动不可缺的必需微量元素共有 8 种，即铜、钴、铬、铁、碘、钼、硒和锌；而铅、镉、汞、砷、铝、氟、锡和锂具有潜在毒性，但低剂量可能具有人体必需功能。随着研究的深入，将会发现更多的人体必需的微量元素。

无机盐与其他营养素不同，不能在体内生成，除非不排出体外，否则不可能在体内自行消失。无机盐在体内的含量随年龄增长而增加。但元素间比例变动不大。无机盐在体内分布极不均匀，如钙、磷主要存在于骨和牙齿中，铁集中在红细胞内，碘存在于甲状腺，钴存在于造血器官，锌存在于肌肉组织等。

在体内，元素之间存在拮抗与协同作用，如吸收和利用相互作

用，以及元素与机体营养状况和体内平衡的调节关系。此外，微量元素摄入量是其生物效应作用的关键。

无机盐的生理功能主要有：①构成体组织的重要成分，如骨骼和牙齿中的钙、磷和镁。②在细胞内外液中，无机元素与蛋白质共同调节细胞膜通透性、控制水分，维持正常渗透压、酸碱平衡(酸性元素氯、硫、磷；碱性元素钠、钾、镁)，维持神经肌肉兴奋性。③构成酶的辅基、激素、维生素、蛋白质和核酸成分，或参与酶系激活。

各种无机盐在人体新陈代谢过程中，每天都有一定的量随各种途径，如粪、尿、汗、头发、指甲、皮肤及黏膜的脱落排出体外。因此，必须通过饮食补充。由于某些无机盐在体内的生理作用剂量带与毒性剂量带距离较小，故过量摄入不仅无益反而有害，特别要注意用量不宜过大。根据无机盐在食物中的分布，及其吸收、人体需要特点，在我国人群中比较容易缺乏的有钙、铁、锌。在特殊地理环境或其他特殊条件下，也可能有碘、硒及其他元素的缺乏问题。

二、饮食营养的摄入

1. 水果　水果含有人体需要的水分、维生素、糖类、纤维素等，是重要的营养来源食物，不同类型的水果，如梨、苹果、桃、草莓等维生素的品种与量都有所不同。大多数水果都能向人体提供维生素 A、维生素 C、B 族维生素等。青少年每天应吃 2～4 份水果，如两个苹果，1 个梨或 10～20 粒草莓。

2. 蔬菜　蔬菜可以称为人类健康的保护神。蔬菜含有多种维生素、纤维素，像胡萝卜、花椰菜、卷心菜、小油菜等维生素含量较高。维生素 A、维生素 C、B 族维生素和糖类都是蔬菜中的主要营养成分。烹调蔬菜时应注意炒作方式：蔬菜不要炒得过烂，也不要过度清洗，

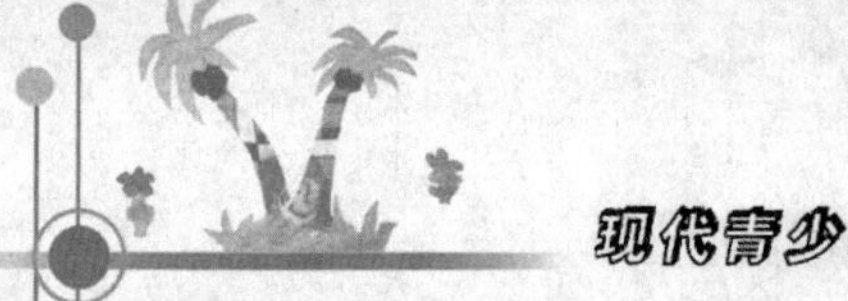

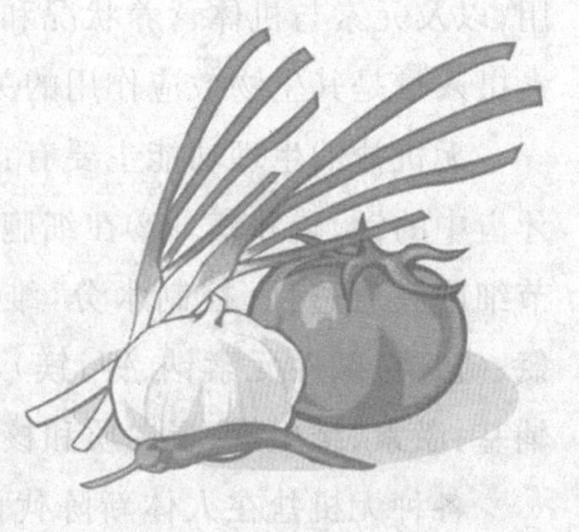

因为这样会丢失大量维生素。成人每天应至少吃500克左右的蔬菜，有些蔬菜洗净、生吃效果最好。有些蔬菜有重要的防癌作用，如花椰菜、卷心菜、甘蓝、豆芽菜。一个成年人每天至少摄取500克以上的蔬菜，蔬菜的品种要多样化，各种蔬菜尽量都要吃，因为不同品种的蔬菜对健康的保护作用有所不同。

3. 牛奶、酸奶 牛奶、酸奶内含有大量的蛋白质和钙，是补充蛋白质和钙的重要食品。奶制品品种很多，有全奶、低脂奶、无脂奶、奶酪、酸奶、冰激凌等。可根据每人不同情况选取特定的奶制品，成人每人每天至少应喝2～3杯牛奶。绝经期妇女每天还应适当多喝些牛奶，牛奶可有效防止骨质疏松。月经期的妇女饮牛奶的量也应酌情增加。

4. 肉、禽、鱼、蛋 牛肉、猪肉、鸡鸭鹅肉、各种鱼类，以及蛋类都含蛋白、脂肪及维生素和微量元素，是人类营养的重要来源，对人的营养有非常重要的作用。肉类食品可向人体提供丰富的蛋白质，肉类和蛋类食品可以互相替代，无论食用肉类还是蛋类食品都可以满足人体对蛋白质营养成分的需要。蛋类食品分蛋清和蛋黄两部分，蛋清是绝好的蛋白质营养品，不含有脂肪也没有胆固醇，对于高胆固醇血症的病人可以只吃蛋清不吃蛋黄。成人每天最好吃120克鸡蛋(相当于两个鸡蛋的蛋白)。肉类食品脂肪含量各有不同，有些肉类脂肪只占1%左右，如牛肉；有些肉类脂肪含量可达40%，如猪肉。对于肥胖或高血脂的病人应选择脂肪含量低的肉类，酸奶和鸡蛋的脂肪含量要比瘦肉低。

5. 谷物、稻米 谷类和稻米是我国人民的当家食品，也就是人们常说的主食，各类稻米含大量维生素，尤其是B族维生素。谷类和稻米吃法很多，可以说是不胜枚举，它们可以单独做成馒头、米饭，也可以与蔬菜、肉类、蛋类做成形式多样的菜肴和主食，既能满足不同口味人群的需要，又能提供充足的营养。

三、营养与健康的关系

对于青少年来说，由于处于生长发育的旺盛阶段，应该摄取足够的营养，而且要做到营养均衡，对于上述的营养食品要全方位均衡补充，不要养成偏食的习惯。有不少青少年朋友有挑食的习惯，喜欢吃肉，不大喜欢吃蔬菜、水果，这是极其有害的。快餐食品如肯德基、麦当劳的肉类和脂肪含量高，不能常吃或多吃，尤其体重超标的青年，应限制快餐食品。

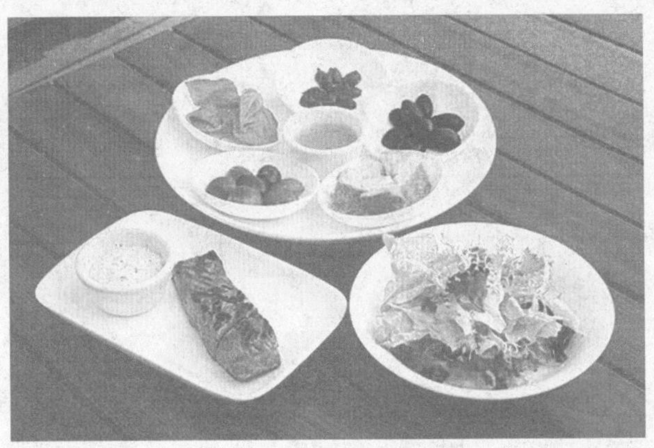

有些病人如心血管病病人、糖尿病病人、脑中风病人，对某些营养要加以限制。有些营养成分如脂肪过多摄取会增加人体脂肪含量，易形成高血脂，高血脂是诱发和促进心脑血管病和糖尿病的危险

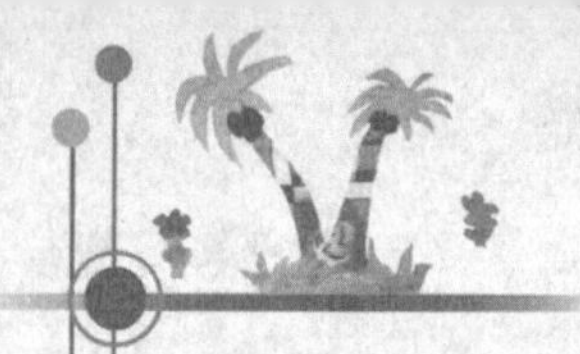

因素，必须加以限制。人的生长发育与日常活动，需要营养成分提供能量，但营养过度又会带来许多问题。

合理膳食是健康的基石。合理膳食可以让人不胖不瘦，胆固醇不高不低，血黏度不稠也不稀；合理膳食使人心高神爽，浑身充满活力；合理膳食使人少病健康。青少年是人类的未来，民族的希望，青少年健康国家方能富强。所以，合理膳食应从青少年时期做起。

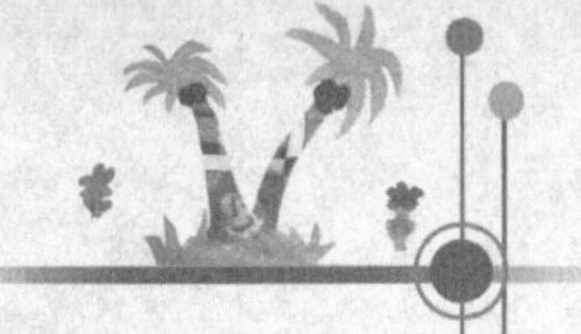

第十章　提防无声杀手高血压

高血压是缓慢形成、日积月累、步步加重的疾病。在无高血压并发症时期，高血压几乎无任何感觉，90％以上的病人不能感知它的存在，所以人们把高血压冠以无声杀手的别名，来形容它的隐蔽性和危险性。

高血压是血压值超过正常范围的病理表现。目前，我国高血压患者已高达 1.8 亿左右。高血压是人类多种疾病的导火索，几乎 85％左右的心脑血管疾病是由高血压引发的。每年治疗高血压及相关疾病的直接与间接费用为 3 500 亿元人民币。

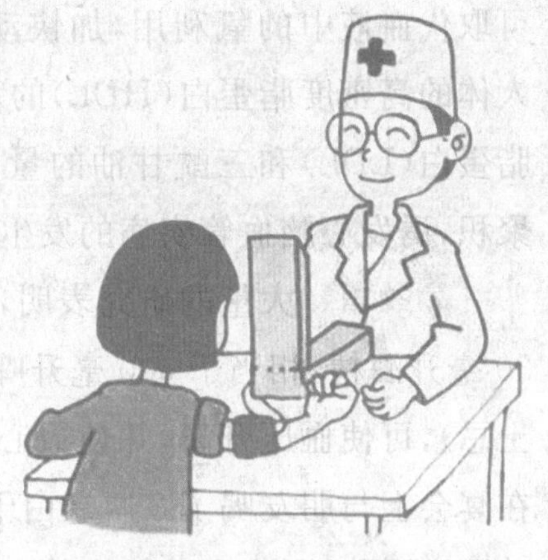

目前，应付与治疗高血压及相关性疾病的任务十分繁重。我国存在的看病难、看病贵，高血压是主因。一个单纯中度高血压患者每天服用一片高血压治疗药物，1 个月其治疗花费高达 350 元左右，相当于一个低保人员国家补贴的费用。经济发展、生活富裕，由此派生了大量的高血压病人，这种恶性循环的不利局面不能任其发展，必须在发展经济的同时提高全民的防病意识。人人从我做起，纠正不良的生活方式，严格防控高血压的发生与发展。青少年时期，是生活方式养成的关键时期。预防高血压首先要从青少年做起，告诉他们高血压形成的因素与危害，使青少年养成良

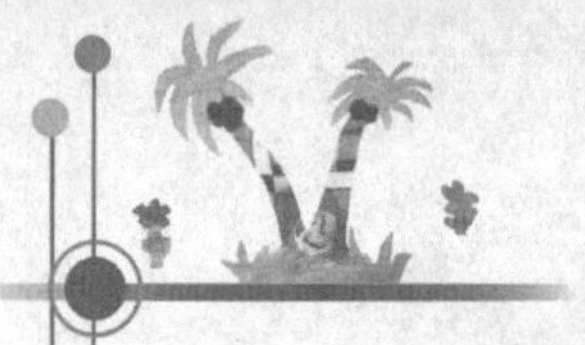

好的生活习惯，做到不抽烟、少饮酒，多运动，在源头上控制住高血压的发生与发展。

一、高血压发生的因素

1. 吸烟 有一位年轻人，6岁时见到别人吸烟觉得好奇，自己也开始吸烟，从此便一发不可收拾。18岁以后每天要吸20多支香烟，家里人也没有对其进行干涉，结果30岁左右出现高血压。有一天他跟几个朋友打篮球，活动没有多久就觉得胸闷气短，晕倒在地，被迅速送到医院后确认为心肌梗死，经过抢救才挽回生命。

吸烟能损伤心血管系统，使血压升高，增加心血管病的发病危险。烟草中含的尼古丁有中枢神经兴奋作用，它可以促进交感神经释放去甲肾上腺素，使血压升高、心跳加快。香烟烟雾中的二氧化碳可取代血液中的氧利用，加快动脉粥样硬化的发展。吸烟还会降低人体的高密度脂蛋白（HDL）的水平，增加人体坏的胆固醇，即低密度脂蛋白（LDL）和三酰甘油的量。吸烟可以使血液黏稠，促进血小板聚积，诱发心脑血管疾病的发生。

2. 酗酒 大量的研究表明，大量饮酒（按国外的标准指每日超过30毫升酒精，相当于600毫升啤酒，200毫升葡萄酒或25毫升标准威士忌），可使血压升高，并使冠心病、脑中风的死亡率上升。一位男性在宴会上与朋友喝了2瓶老白干，几小时后突感胸前憋闷、大汗淋漓，被送进医院，刚一入急诊室就心搏骤停，经过3次电击后才抢救过来。心电图提示有心肌缺血的表现。急性心肌缺血的原因很可能是大量饮酒后引发血管严重痉挛所致。所以，无论有什么样的理由去喝酒，应适量即可，千万莫因杯中之物而付出健康或生命的代价。喝酒的量与血压升高及高血压发病率之间存在平行的关系，即喝酒越多的

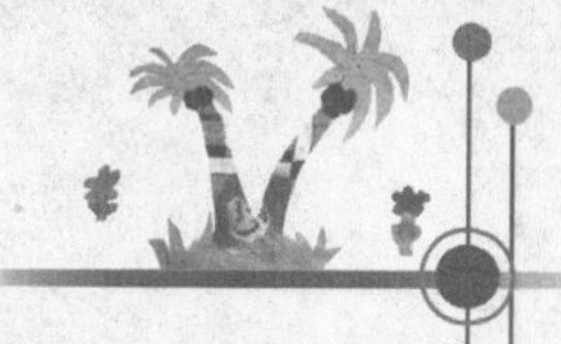

人血压越高。此外，大量饮酒还能诱发心肌梗死和脑中风。喝酒还能降低抗高血压药物的作用。

适量饮酒利健康，
酗酒可能把命丧。
亲朋好友来聚会，
把握酒量莫逞强。

3. 肥胖　肥胖就是体重超过标准体重。当一个人体重超过标准体重的30%，其患高血压和心脏病的危险明显增加。这和灌溉1平方米草坪与10平方米草坪用水量不同的道理相似。肥胖的类型不同，其发生高血压的快慢也不同。如躯干肥胖的人比臀部肥胖的人更容易患高血压，而且肥胖者的血脂一般会升高，高血脂、高血压都是冠心病的危险因素。

肥胖可加重心脏负担，由于肥胖者与正常体重相比，其体积明显加大，所以供应人体血管长度和密度明显增加，这就使心脏供血量加大，心血管阻力增加，血压就升高。所谓"腰带越长寿命越短"，是对肥胖危险性的精辟总结。

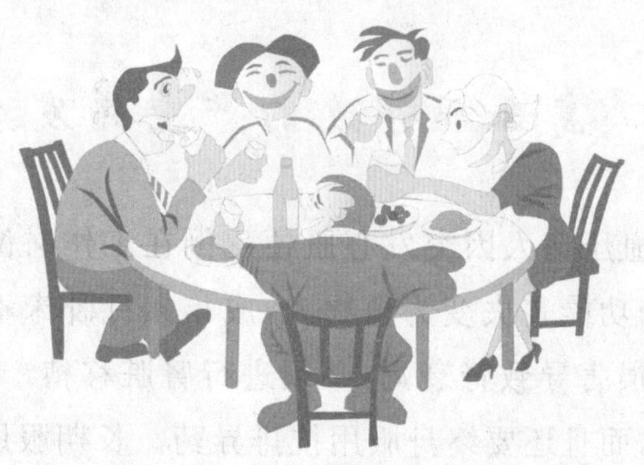

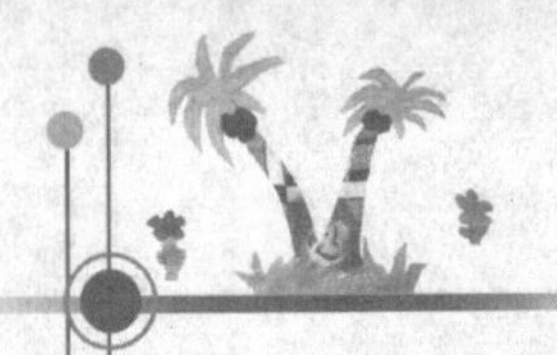

4. 高盐 膳食中钠盐的过量摄取与人群血压水平升高有关。当过量吃盐后，盐中的钠进入血液，使血液内渗透压升高。血管外组织中的水分因渗透差异大量流进血管，使血液量增多，血压就升高。人体正常情况下每天需摄入 5 克钠盐，人每天排出钠盐 3～4 克，所以每天钠盐的摄取量不能超过 6 克。

我国南方人和北方人每天盐摄取量分别为 7～8 克和 12～18 克，所以北方人患高血压的比例高于南方人。

5. 紧张 精神过度紧张会加重心脏和血管的负担，加速心血管病的发展。长期精神紧张不仅会使血压升高，而且会使血液里血小板聚集。有些高血压病人在情绪激动后易发生心肌梗死和脑中风。这与精神紧张、血小板聚集性增加有很大关系。精神紧张和心理压力过大还会诱发心律失常。如人在精神紧张后出现面色苍白，就是由于心动过速，心脏向人体供血量减少的原因。许多研究表明，快节奏的人比慢节奏的人更易患高血压。

> 肥胖不是好现象，人不美来体不强。
> 爬高负重喘吁吁，原因全归大肚腩。
> 少吃多动不肥胖，身体永远保健康。

二、高血压导致的严重并发症

有许多高血压病人因突发心肌梗死倒在工作岗位上，有的并发脑中风，使大脑功能丧失变为植物人，成年累月卧床不醒；有的因高血压引发肾脏损害导致肾衰竭，必须进行肾脏移植。肾脏移植不仅经济负担沉重，而且还要终身服用抗排异药。长期服用抗排异药，又是引发肿瘤的危险因素。高血压是万恶之源，是罪魁祸首，要健康必

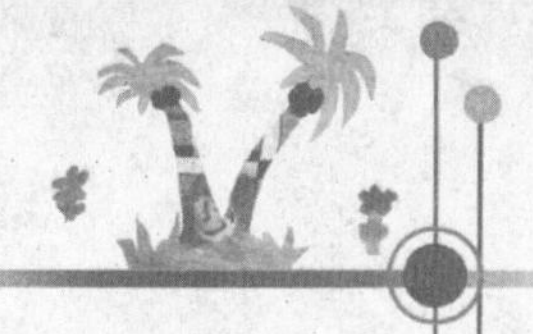

须控制和治疗高血压。

1. 高血压对眼的损害　高血压使眼底血管硬化，严重时可发生血管破裂导致眼底出血，引起病人视力下降或失明。

2. 高血压对脑的损害　高血压得不到很好控制，10～15年就可能发生脑中风。脑中风是指高血压使脑血管发生破裂和堵塞。脑血管破裂出血叫脑出血，脑血管堵塞叫脑梗死。脑出血和脑梗死统称脑中风。脑中风是中医对脑血管病的称谓，指病来如闪电暴风骤雨般的快速发生，指脑血管病来得快、发展快。

3. 高血压对心脏的损害　高血压病人最容易发生心肌梗死。心肌梗死是在高血压的长期作用下，供应心脏的血管内膜受损，脂肪沉积引起斑块堵塞所致，这就是人们常说的冠心病。

4. 高血压对肾脏的损害　高血压得不到很好的控制，7～8年就可能引起肾脏损害。最早的表现是尿内出现蛋白(尿蛋白阳性)，严重时可引发肾衰竭，最终因尿毒症引起病人死亡。

三、防治高血压的关键措施

1. 减少盐的摄入　吃盐过多能诱发高血压，高血压病人如能将盐的摄取量从每天10克左右减到4～6克，可以使血压下降4～6毫米汞柱或更多。如果在限制盐的摄入时，吃蔬菜、水果降压效果会更好。而且少吃盐还会加强降压药的作用。

2. 积极减肥加强运动　肥胖能引起高血压，对于肥胖高血压病人，降低体重除了能降低血压外，还可以对血管病其他危险因素也有一定的好处。例如，可增强体内胰岛素功能，减弱肥胖对胰岛素的不敏感效应，而且还有利于降低血脂，防止心肌肥厚。

肥胖者加强体育活动，减少盐的摄入，可加强减肥者的降血压作

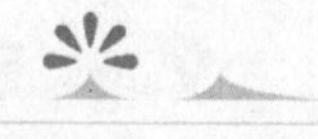

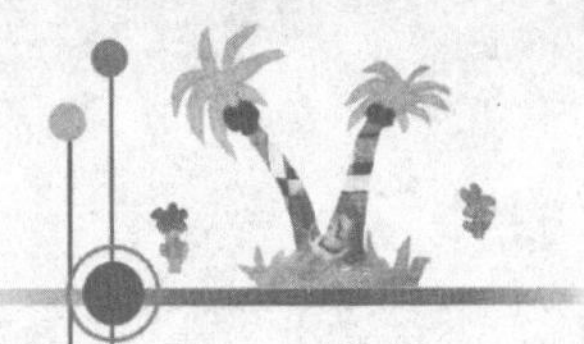

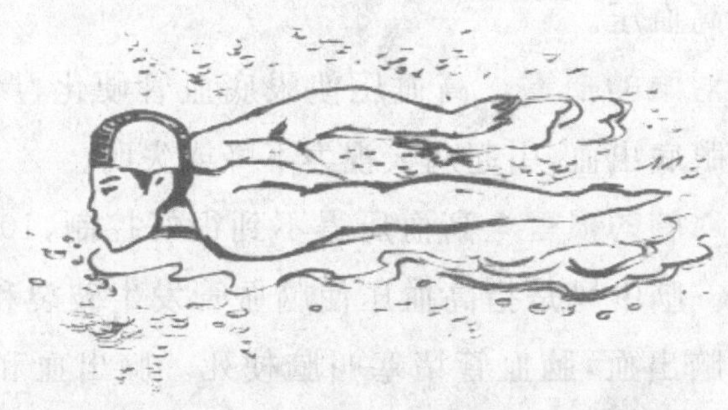

用，久坐不动的高血压病人一定要坚持适量的有氧运动，如行走、慢跑或游泳，每次30～45分钟，每周坚持3～4次。高血压病人运动一定要根据自己的情况，量力而行。有些高血压病人已经有了心血管并发症，就不能进行大运动量的活动。即使轻度运动也可以让血压下降4～8毫米汞柱。然而，像举重这类运动，高血压病人不要进行，因为有升高血压的作用。对于严重高血压病人，最好不要进行重体力活动和长时间运动。

3. 戒烟酒　戒烟是预防高血压、心脑血管病非常重要的措施之一。虽然戒烟本身没有降低血压的作用，但戒烟可以防止血压进一步升高，大量抽烟的人心脑血管病发生的危险明显增加。高血压病人必须戒烟的理由是多方面的，如抽烟能影响某些抗高血压药物疗效如受体阻断药，抽烟的人可使美托洛尔（一种降压药）的疗效减少30％以上。

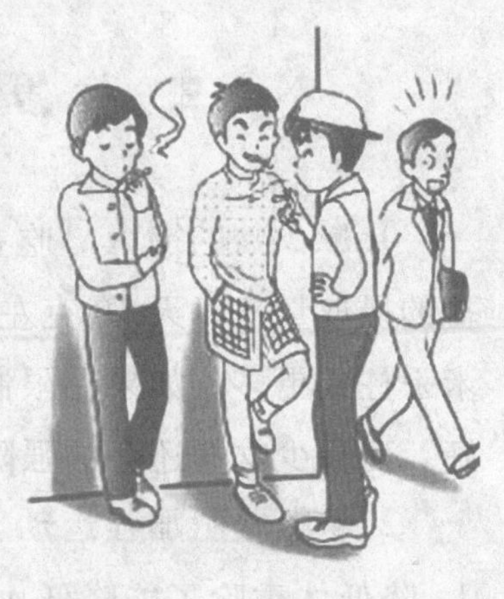

高血压病人千万不能嗜酒成性，大量饮酒不仅会加剧心脑血管病发展，诱发心肌梗死或脑中风，饮酒也会降低抗高血压药物疗效。对于高血压病人一定要限制自己的饮酒

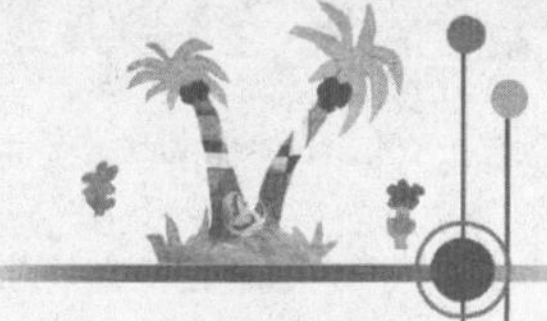

量，男性成人每天饮酒不要超过 20～30 毫升，女性成人每天饮酒不要超过 10～20 毫升。要知道饮酒越多，血压升高越快。

高血压病很普通，
继发疾病可不轻。
伤心伤脑又伤肾，
严重之时会要命。
高血压病要控制，
降压达标别大意。
血压升高五因素，
时时刻刻要记住。

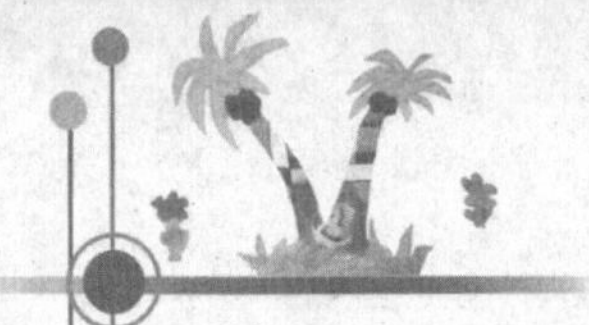

第十一章 缓解心理压力走向成功彼岸

现代人都生活在各种压力之下，升学、求职、升迁、结婚生子、失业、调薪、办公室人际关系等等，无不带来这样那样的压力。据统计，与工作压力相关的心理、生理方面的疾病已经成为导致员工缺勤、停工、意外事故的主要原因。

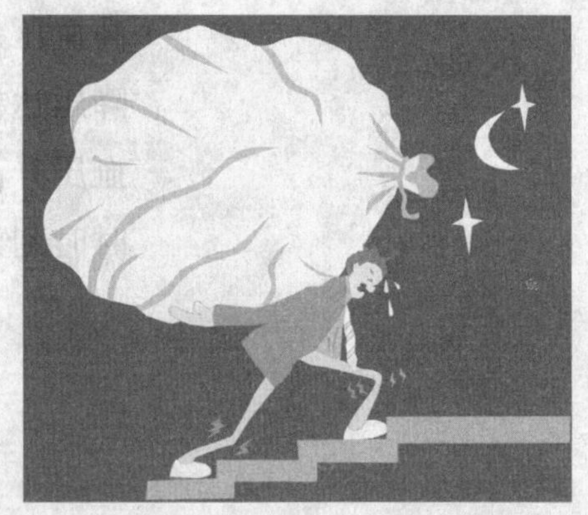

世界卫生组织（WHO）称工作压力是“世界范围的流行病”。工作压力是当前全球性的热点话题。压力既是一种推动力，又是一种影响健康的消极因素。如何利用和控制好工作压力，是迫切需要研究和解决的重要课题。

一、压力面面观

每一个人都在经受着各种压力，你的压力可能来自要求苛刻的上司，来自不服管理的下属，来自即使拼命干也难以完成任务的最后期限，或来自即将到来的职称考试。但人们未必都清楚了解压力究竟指的是什么？“应激学说”的创始人汉斯·塞里给出的定义是，“压力是指机体对外界刺激的非特异反应”。据此可以把压力理解为受外界刺激所产生的生理和心理反应。产生压力的外界刺激因素就称为压力因素、压力因子或紧张因素，也可叫压力源或应激源。

通俗地说,任何能扰乱人们心理、生理健康状态的干扰都可称之为压力。一旦工作或学习的压力因素及其强度超过自身的承受能力,长期超负荷地运转,病态的心理压力就随之产生。

1. 工作压力产生的三要素

(1)工作要求:指完成工作或学习任务所需要承受的压力程度,包括任务指标、工作量和完成期限。指标越多,工作量越大,期限越短,承受的压力越大。

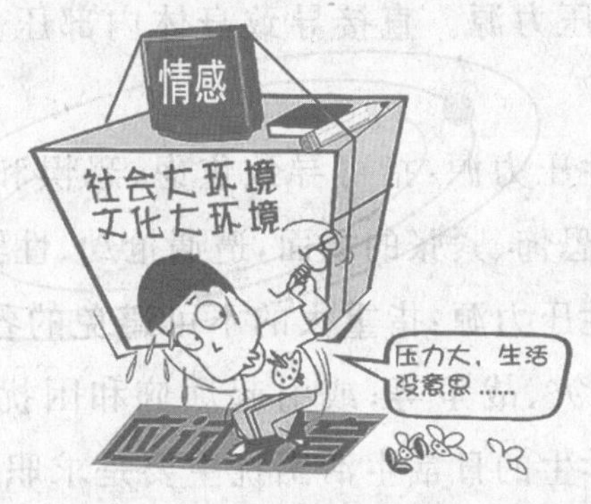

(2)自主程度:指下属对完成所分配任务而采取的技术措施、工作与时间安排等方面,自己可以作出决断的自主权限大小。自主权越小,承受的压力越大。

(3)社会支持:指下属与领导、同事和家庭的关系,关系越紧张,压力越大。

以上三要素往往是交互作用的。例如,在高要求、低自主的工作环境下,可加剧工作压力的产生,如果再加上人际关系紧张,更是雪上加霜。而在高要求、高自主的工作环境下,则有利于发挥主观能动性和工作热情,自然就缓解了工作上高要求所带来的压力,如果加上良好的人际关系,压力自然就可再减小一些。

此外,压力产生还可能与个人应对压力的能力差异有关,这就是经常说的“外因通过内因起作用”。每个人的生理、心理素质(条件)

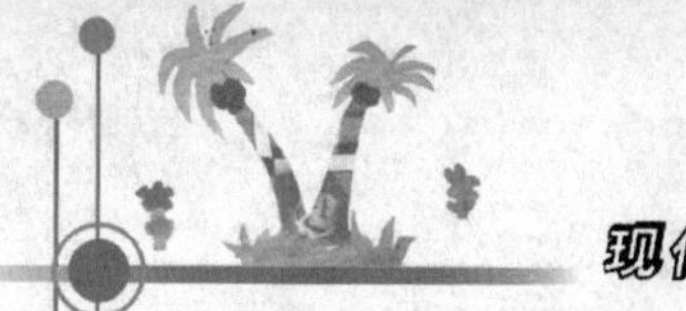

各有不同,对各种压力的应对能力自然也不同。相同的工作任务和自主度,对某人可能压力较大,对另一个人就可能不算什么压力。

2. 压力来源的分类 压力来源按其属性可分成四类。

(1)躯体性压力源:指直接作用于躯体的压力源。

①环境压力源。如低温、高温、湿度、噪声、空气污染、人工照明居室通风不畅等。

②生物压力源。如生物毒素、毒虫、毒蛇和寄生虫等。

③生理性压力源。直接导致身体内部压力的压力源,如暴饮暴食等。

(2)心理性压力源:指可导致焦虑、恐惧和抑郁等各种消极情绪的刺激物。如恐怖、紧张的场面,遭遇抢劫、性骚扰等。

(3)社会性压力源:指重大的不可避免的各种自然灾害和社会动荡,如地震、水灾、战争等;或引起烦恼和困扰的大量日常生活事件(问题),如大学生的日常生活困扰主要是求职问题,企业员工担心的主要是被解聘、失业,老年人担心的则主要是健康与养老问题。

(4)文化性压力源:指生活环境、语言环境和文化环境变化所引起的文化冲突和适应困难,如迁居异国他乡所面临的人生地不熟和融入困难。

3. 压力的利与弊

(1)压力不足——消极效应:年轻人如果一点压力也没有,无所事事,养尊处优,就会感到空虚无聊,事业上不可能有所成就,是一种消极的生活方式。

(2)压力适度——积极效应:适度的压力或紧张对健康是有益的,它所产生的适度的心身兴奋作用甚至焦虑,有助于个体保持积极向上的活力,勇于进取,勇于探索与创新。适度的压力能使人激发斗志,挑战自我,挖掘潜力,使工作富有效率,富有创造性。大凡事业有所成就者,差不多都有一般人难以忍受的创业压力的经历。

(3)压力过大——有害效应:如果受到的压力过于强大而又不能在短期内控制或降低到最低水平,长期保持一种高水平的压力状态,就会产生心理和生理疾病,如高血压、抑郁、心脏病、酒依赖和胃肠道紊乱。这种与紧张相关的疾病可能在短期内很快出现,也可能推迟到数年后才出现,取决于压力的强度和个体的应对与抵抗的能力。

由此可见,在压力与效应之间,事实上存在一个倒“V”或倒“U”形关系,而抗压临界点就在倒“V”或倒“U”形的中心,即压力产生的积极效应只能持续到某一点,超过这一点就变为有害刺激,就要采取适当的措施加以控制,将压力减少到较低水平。倒“V”形关系的抗压临界点很窄,提示对较高的压力比较敏感,而倒“U”形关系的抗压临界点较宽,提示对较高压力的适应性或耐受性好于倒“V”形的。你属于哪一类?倒“V”还是倒“U”?

(4)典型案例——疲劳综合征:某证券公司的资深分析师李先生每天几乎要在办公室里呆上10小时以上,下班后还要经常熬夜工作。近来他发现工作时感到浑身无力,疲惫不堪,注意力不集中,有时还会觉得胸闷。虽然现在晚上尽量不再熬夜,但仍打不起精神,总感觉身体不对劲。几次去医院检查身体,但都查不出什么毛病。问问周围的同事,不少人或多或少也有类似的症状。

二、压力过大的生理反应

按照汉斯·塞里的“一般适应综合征”(GAS)模式,可将压力的一般生理变化过程分为警觉、抵抗和衰竭3个阶段。

1.警觉反应阶段　当人体遭遇到有害刺激后,为了应对有害刺激而采取的体内防御系统大动员,包括:肾上腺素和皮质激素分泌增

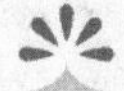

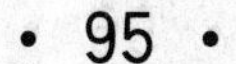

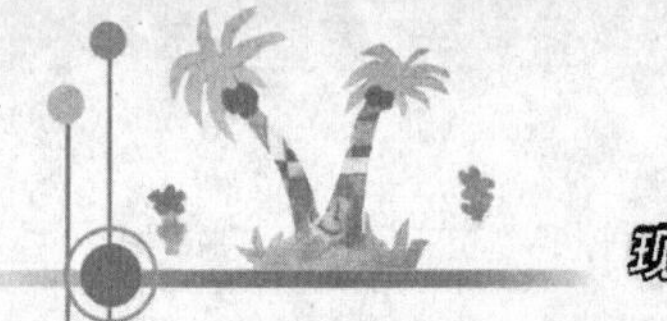

加，大脑、骨骼肌和心脏中葡萄糖和氧气增加，心跳和呼吸加快，出汗减少，消化吸收能力降低。

此阶段可出现发热、头痛、食欲不佳和疲劳等症状。如果应对有效，不良刺激因素消除，警觉反应随即解除，机体恢复到正常生理状态。否则，将进入下一阶段。

2. 抵抗阶段　如果有害刺激继续存在，则警觉反应终止，机体启动相应的排斥反应机制，以重新建立其内部平衡，表现为：肾上腺素和皮质激素分泌下降，促肾上腺皮质激素(ACTH)分泌增加。

此阶段可出现心血管和消化系统等特定器官系统的病变，以高血压和胃溃疡多见。

3. 衰竭阶段　在抵抗阶段所动用的阻截应激源的排斥反应机制未必能有效抵抗住应激源长时间和高强度的侵袭，担负阻截任务的器官和系统的功能消耗殆尽，此时机体已没有资本继续抵抗下去，从而转入衰竭阶段，其结果是应激产生的激素水平再一次升高，警觉反应的生理反应再现，个别情况下可能会出现生命垂危，甚至死亡。

三、压力过大的心理反应

1. 情绪异常　当面临的压力过大并超过一定限度，甚至到了不可忍受的地步时，不管其来源是什么，却是同一种后果——情绪异常，表现为焦虑、恐惧、抑郁、愤怒等。

(1)焦虑：心理学告诉我们，在轻度的心理压力下产生的适度焦虑，可提高人对环境的适应和应对能力，是一种保护性反应。但过度的焦虑是有害的生理反应。

(2)恐惧：是一种面临严重危险，害怕生命受威胁而企图摆脱的情绪状态。过度而持久的恐惧对人的心理会产生严重的有害影响。

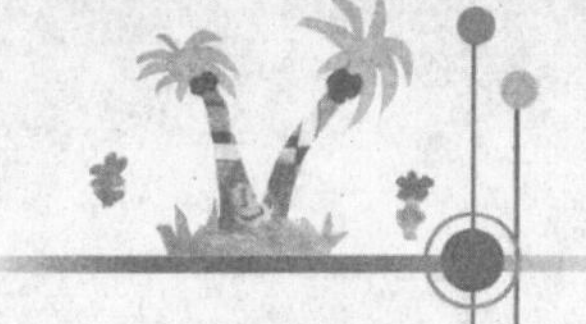

(3)抑郁:一种消极悲观情绪状态,表现为悲哀、寂寞、孤独和厌世感,常由诸如亲人故世、失业、失恋和受处分等重大个人事件引起。抑郁者有时有自杀倾向,应给予更多关心,并注意防范。

(4)愤怒:一种敌对的情绪状态,常与威胁和攻击性行为相伴。愤怒时交感神经兴奋,肾上腺素分泌增加,故心跳加快,心脏血液输出量增加。

2. 行为异常

(1)逃避现实:指已感受到某种压力,为摆脱这种压力而采取的行为策略。

(2)敌对或攻击:指当人遇到与本人愿望相抵触的应激事件后所采取的语言攻击策略,表现为憎恨、谩骂或羞辱别人。有时还会进一步采取肢体攻击行为,攻击对象可以是人或物(如摔东西泄愤)。

(3)物质滥用:人们常说"借酒消愁"。当人遇到工作紧张、失业、失恋和家庭矛盾纠纷等不顺心的事件后,常常借助酗酒、抽烟,甚至吸毒来宣泄消极情绪。

四、不能忽视青少年学习紧张综合征

当前,我国中小学生面临的学习压力一点也不亚于职场中青年的工作压力,不少学生因学习压力过大而产生种种异常心理,甚至产生学习紧张综合征,个别同学甚至走上极端。

1. 学习紧张综合征症状

(1)时常焦虑、情绪低落,苦恼,担心辜负了父母的期望,流露厌学念头。

(2)常常失眠,白天精神不好,学习效率低。食欲缺乏,身体虚弱,容易生病。

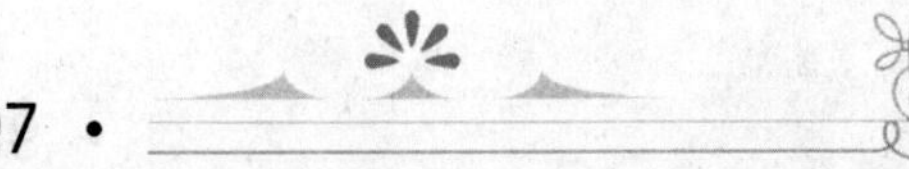

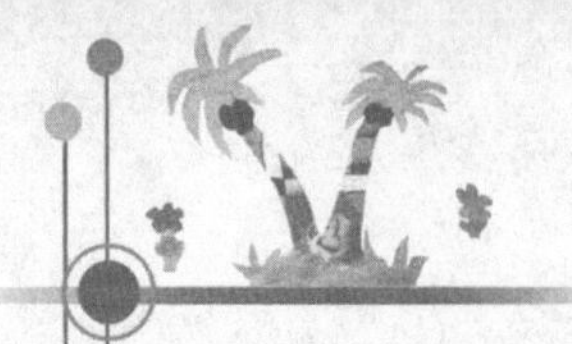

(3)性格变得孤僻、抑郁,不愿与家长、老师或同学交流。

(4)对学习失去兴趣,注意力无法集中,出现头晕,思考障碍。

(5)高考紧张综合征。高考前出现焦虑,烦躁,情绪低落,胃口不好,睡眠障碍,甚至出现厌学、厌世等悲观情绪,导致临场发挥失常,高考成绩不理想,不能考出平时成绩。

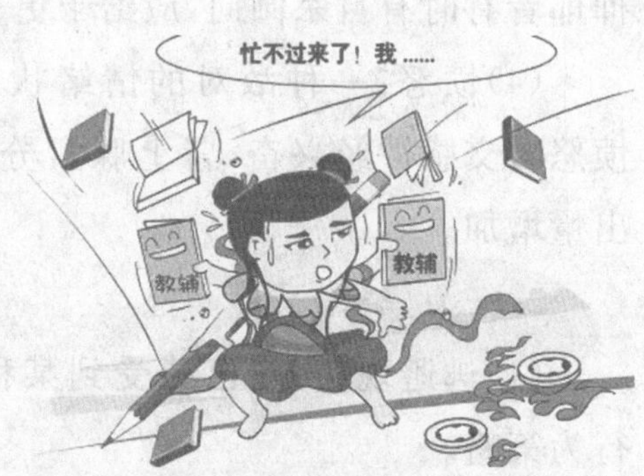

2. 典型案例——学习紧张综合征 某市一重点中学初中学生小刚(化名)不久前因备考而患上了精神抑郁症。他诉说,学校每天都留好多作业,一做就是两个小时以上,父母还安排他每周一、三、五补英语,二、四、六补数学,周末还要学钢琴,一天只能睡五六个小时,天天都觉得很累,脑子里乱乱的,心里很是着急。期中考试前的一天,他在屋子里复习,可背了一天的题,一个都记不住。情急之下想寻短见,幸被及时发现。

五、正确应对压力的措施

1. 处理好人际关系 人际关系包括同事、同学、朋友和家庭等。与同事和老板建立友好、融洽和愉快的合作关系。工作中,注意调整好自己的心态,以积极愉快的情绪投入工作,融入集体;对同事持豁达、宽容之心,对老板多理解,多沟通。工作中真正的压力往往来源于老板,因为他是你的顶头上司。因此,根据老板的意图做好工作,让你的老板满意你的工作,赢得他的信任与赏识十分重要。在许多情况下,职场工作压力大与"不合群"有关。如果你是一个不善于与人合作,喜欢独来独往的人,尤其要在这方面作出努力,点点滴滴学习人际交往的方法和技巧，处理好工作中的各种人际关系。人际关系是双向的，不要总是希望别人主动接近自己，自己却不会主动与人交流。否则，时间一长，与同事相处就有距离，感到被排挤、被伤害，感到孤独，心理压力就会增大。

2. 坚持文体娱乐活动　古人云：文武之道，一张一弛。要学会给自己松绑，重视睡眠，比较轻的忧虑和不快，通常在一个充足踏实的睡眠后就可能消失。另外，适当运动一下，看自己喜欢的书和电视节目，或干脆休假。这些都是调剂心情，缓解压力的良方。

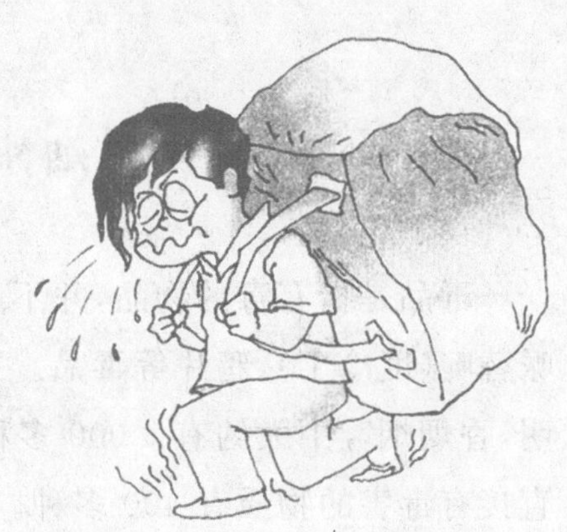

3. 体育锻炼　“生命在于运动”。寻找一切机会运动，有助于释放压力，放松大脑，恢复精力。

(1)上下班尽量走楼梯，不坐电梯；能走路上下班就不骑自行车；能骑自行车上下班就不开汽车。

(2)参加自己喜欢的体育活动，特别是一些运动量较小的有氧运动，如慢跑、散步、游泳、跳绳、爬山、垂钓等。

(3)节假日安排外出旅游，彻底放松一段时间。

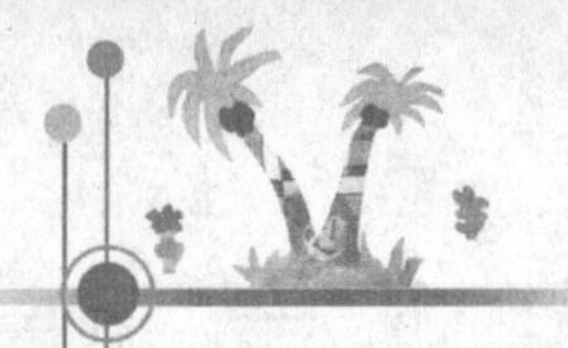

第十二章 吸烟是引发疾病的导火索

一、香烟中有哪些毒物

毒品是指有毒的物品，并不是说香烟中含有冰毒、吗啡、麻黄碱、哌替啶(度冷丁)、鸦片等毒品。香烟中的毒物多得很，据现代研究表明，香烟烟雾中大约有 4 000 多种化学物质，现在已经搞清楚对人体直接有毒害的物质有 400 多种。其中最为有害的物质有：一氧化碳、一氧化二氮、甲醛、乙醇、甲烷、甲苯、氢化氰、铅、铝、锌等。重要的致癌物质有苯并芘、氯乙烯、亚硝胺、多环芳烃、亚硝基甲苯、丙烯醛、甲苯胺、苯酚、丁烷、二苯吖啶、镉、镍、钋等。

香烟制品主要有卷烟、雪茄烟和烟丝等。建国初期我国吸烟人群大多吸烟丝，现在富裕了，抽烟丝的人几乎没有了，他们大多抽卷烟，即那些外面用白纸经机器加工卷起来的烟，如红塔山、大中华、长白山、大前门等五花八门的卷烟制品。与吸烟的人在一起，你会看到吸烟的人有的把烟雾咽下去，即吸入肺内，有的把烟在嘴里转一转就吐出来，因此国外把这两种冒烟形式分别命名叫主流烟和支流烟：吸进肺里再吐出来叫"主流烟"，在嘴里转转就吐出来叫支流烟。由于肺容量比嘴容量大，所以主流烟中有害物质量比支流烟要多。如一氧化碳，主流烟要比支流烟多 5 倍，焦油烟碱多 3 倍，苯并芘多 4 倍，氨多 46 倍，亚硝胺多 50 倍，烟雾中有这么多有害物质，我们说吸烟即吸毒一点不假。

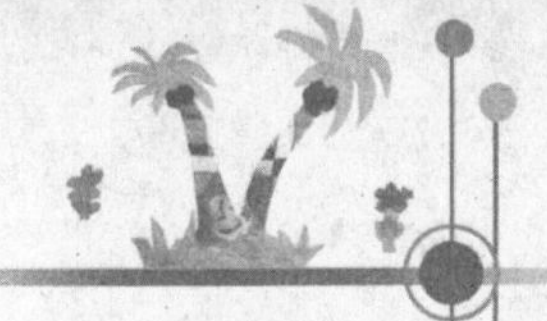

世上多人爱吸烟，
自己感觉像神仙。
吸烟即是吸毒品，
一氧化碳烟焦油，
尼古丁毒称魔头。

1. 尼古丁的毒性 尼古丁又叫烟碱，是香烟原料烟草中的生物碱之一。尼古丁存在于香烟烟雾颗粒之中，是一种作用很强的精神性化学物品，人在抽烟时，烟雾进到人的肺内，此时吸入烟雾中的尼古丁约有1/4的量进入肺循环系统并约在吸烟后的10秒钟内通过血液循环进入人脑内。在人脑内存在有尼古丁的作用靶点称之为尼古丁受体，尼古丁与脑内受体结合使受体兴奋，就产生各种各样的作用，其中最主要的作用就是兴奋作用。这也就是吸烟者所说的提神作用。但大量吸烟，使体内尼古丁水平过高，则由兴奋转为抑制。

抽烟确实能提神，
因为含有尼古丁。
小量作用是兴奋，
抽烟多了抑神经。
尼古丁有两面性，
作用特点要认清，
尤其它的成瘾性，
一旦吸上不离身。

尼古丁对吸烟成瘾负有重要的责任。尼古丁作用于人的大脑后，能刺激人大脑内吗啡样物质内啡肽和多巴胺的释放，使人产生非常舒服的感觉，医学上称为欣快感。一旦吸烟成瘾，每30～40分钟就

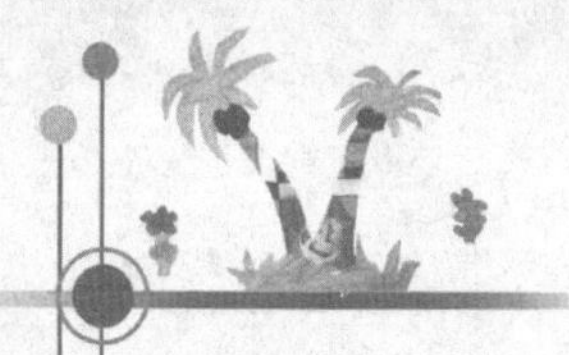

需要吸一支烟，以维持大脑尼古丁的水平，而一旦戒烟，就会产生烦躁不安、易怒、焦虑、注意力不集中、失眠等戒烟症状。吸烟的成瘾性类似于毒品，它性质比毒品轻，故有人戏称香烟是小吗啡、小鸦片。尼古丁的另一作用就是升高血压的作用。这是因为尼古丁作用于人体的肾脏上面的肾上腺，促进肾上腺素的分泌，肾上腺素能强烈收缩血管，使血压急剧升高，所以 80％长期吸烟的人都有高血压。

近年来，国外研究也发现尼古丁还有一些好的作用。研究发现尼古丁有抗自由基作用，有抑制 β-淀粉样蛋白对脑的损伤作用，推测它有抗老年痴呆的作用。

2. 一氧化碳的毒害作用 北京住平房的人，每年冬天要用蜂窝煤取暖，总有因煤气中毒死亡的病例。这种能致人死亡的煤气成分就是一氧化碳。香烟在燃烧时也能产生一氧化碳气体，一氧化碳是香烟烟雾中最为有害的成分。

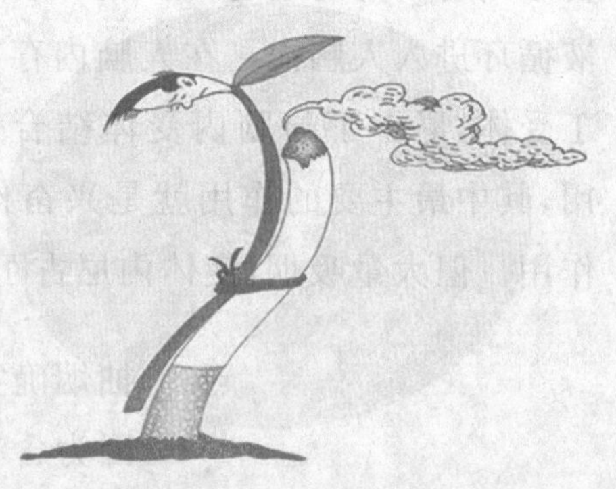

一氧化碳(CO)是一种无色、无味的气体，它致人死亡的主要原因是因为它与人红细胞内的血红蛋白有很强的吸附性。血红蛋白是红细胞中的主要成分，其功能是运输氧。在吸烟后吸进体内的一氧化碳很快与血红蛋白结合，形成一种新物质叫碳合血红蛋白，此时血红蛋白就失去运输氧的功能，致使人体组织和细胞缺氧。吸烟的人面色青紫，指甲灰暗就是供氧不足所致。如大量吸烟，使体内碳合血红蛋白过多，必然会引起呼吸短促，运动耐力减低。心血管功能也受影响。孕妇吸烟对胎儿更是致命的打击，可能会因缺氧造成死胎。

有毒香烟抽一口，
毒性气体体内留。
致人缺氧呼吸短，
心脏功能打折扣。

3. 烟焦油　香烟中另一种有害物质叫烟焦油。它是香烟烟雾中主要致癌或促癌物质。吸烟时，此种物质吸附于气管和肺泡表面，使肺细胞换氧功能下降，肺泡表面自由基生成增多，可诱发肺泡发生癌变。据解剖学研究，80％以上吸烟者都有肺细胞癌前病变，有10％～15％吸烟的人，最终形成肺癌。

吸烟有家庭遗传性，父亲吸烟成瘾，其子一般也爱吸烟，这一方面是身教的影响作用，另一方面也往往因烟雾熏陶的成瘾作用所致。吸烟的习惯养成与香烟中的尼古丁作用有关，吸烟容易成瘾，与吸食毒品道理一样，只不过轻重不同而已。国内外研究表明，吸烟成瘾主要是生理、心理与社会因素共同作用的结果，在生理上是由于尼古丁的依赖作用，在心理上有从众的虚荣心，在社会因素上是烟草工业的广告宣传。

吸烟的成瘾作用其罪魁祸首是尼古丁，这是有科学支持的，国外科学家研究发现：将吸烟者分为甲乙两组，甲组每人静脉注射4毫克的尼古丁，乙组注射生理盐水。结果发现注射尼古丁的组所有人都没有吸烟欲望，24小时没有抽一口烟；而乙组注射生理盐水，结果人人都有强烈的抽烟欲望，平均每人每天抽烟13支。卷烟烟草中尼古丁含量为0.5％～0.8％，主要经呼吸道黏膜吸收。长时间吸烟者的尼古丁水平维持在一个恒定的状态，人体适应了这种状态。因此，一旦停止吸烟，吸烟者就会感到种种不适，这就是所谓戒断症状。

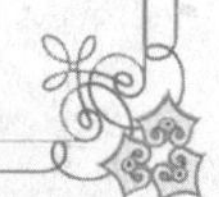

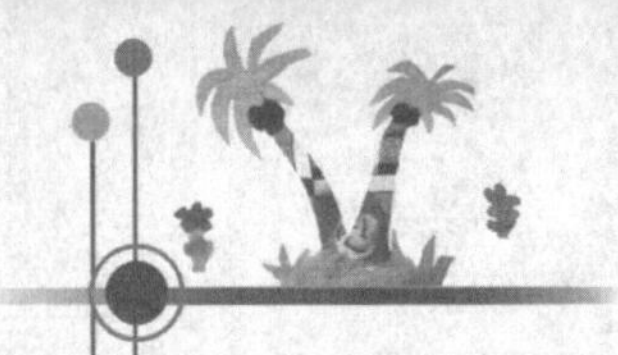

二、吸烟引发的严重疾病

据国外大量吸烟危害流行病理学研究发现，如果从青少年时期开始吸烟，而且一直持续下去，如每天吸烟达两包，这样的人与不抽烟的人相比，要早死7～8年。吸烟者引发意外死亡也明显高于不吸烟者，如交通事故死亡率，吸烟者比不吸烟者高3～5倍。

1. 吸烟与心血管疾病的关系 心血管疾病是导致成年人死亡的最重要原因。美国每年大约有953 110人死于心血管疾病，我国每年大约有6 570 000人死于心血管疾病。吸烟是引发心血管疾病的主要因素。吸烟不仅会引发心血管疾病，而且是促发心脏猝死的主因。吸烟者与非吸烟者相比，突发心肌梗死和猝死的概率要高2～4倍。吸烟引发心血管疾病主要与两个因素有关：尼古丁和一氧化碳。

(1)尼古丁与心血管疾病：尼古丁为什么会促发心血管疾病呢？许多吸烟者并不十分清楚。尼古丁进入人体后，通过血液循环作用于神经系统，引发神经兴奋继而释放去甲肾上腺素，去甲肾上腺素具有很强的收缩心脏的作用，而心脏收缩可使供应心脏的血液减少导致心脏缺血。

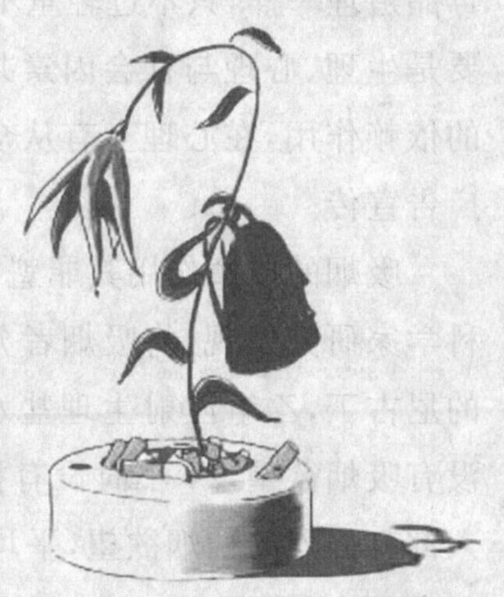

此外，尼古丁还会影响心脏的跳动，使心跳加快；还会强烈收缩人体血管，血管收缩易引发血压升高。国外研究结果显示，90%的吸烟者主动脉都有动脉粥样硬化斑块。

在人的血液里有一种细胞成分叫血小板，它的作用主要是防止

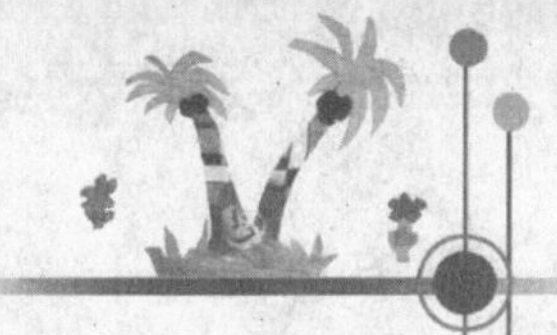

人体外伤引起大出血。在日常生活体验中，当人的手指因意外被刀划破后，用手指压几分钟血就不流了，这就是血小板在伤口凝聚止住了血。在人的体内，血管一般情况下不会发生血小板凝聚。如果发生凝集，就会引发严重的后果。相声大师侯耀文突发心肌梗死就是体内血小板聚集堵塞心脏血管所致。香烟中尼古丁有促进血小板聚集的作用，在尼古丁的作用下，血小板相互之间粘连在一起，在血管内结成一团，堵在脑血管就是脑梗死，堵在心脏大血管使心脏缺血停跳就是心脏猝死。

尼古丁对血脂也有不良影响，它可以减少人体高密度脂蛋白胆固醇水平（HDL-C）和增高低密度脂蛋白胆固醇（LDL-C）的水平，有促使血管发生动脉粥样硬化的作用。

香烟内含尼古丁，
它可是个坏东西。
兴奋心脏猛跳动，
心肌缺血减血供。
强烈收缩人血管，
血压升高头发晕。
血小板间相凝聚，
形成血栓情况糟。
还能影响人血脂，
斑块形成心病到。

（2）一氧化碳与心血管疾病：在一般人看来，一氧化碳与煤气中毒死亡有关，很少知道一氧化碳还能引起心血管疾病。其实，一氧化碳是继尼古丁之后的引发心血管疾病的第二大元凶。一氧化碳是香烟烟雾气体成分之一，它进入人体后能快速与红细胞内血红蛋白结

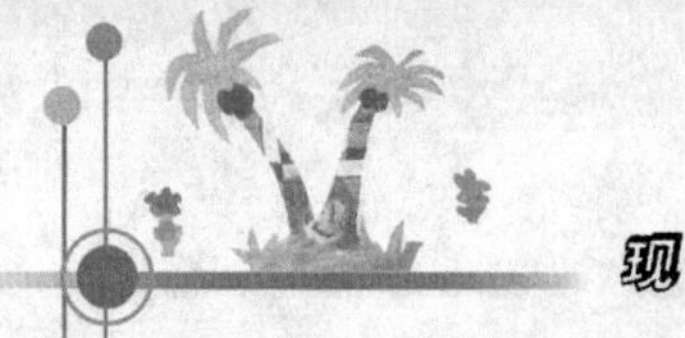

合形成碳合血红蛋白，取代了红细胞内的氧合血红蛋白，使血红蛋白失去了在细胞间运氧的能力，导致人体缺氧。吸烟严重的人往往因体内缺氧引发心脑血管病意外，常见的是心脏猝死。有人说"每天一包烟，胜过活神仙"。其实，每天一包烟，死神在身边。

抽烟者吞云吐雾，
使一氧化碳入肺。
碳合血红蛋白形成，
必减少人体氧供。
心脏缺氧生意外，
死亡皆因烟之害。

2. 吸烟与癌症的关系 美国癌症协会提供的资料显示，在2001年，全美大约有1 268 000人被新诊断为癌症。其中死亡553 400人。据美国癌症协会的统计资料，大约30%的癌症与吸烟有关。在2001年新发现的癌症病人中，肺癌病人为169 500人，死亡157 400人，大约87%的肺癌死亡病人皆重度吸烟。在呼吸系统癌症病人，包括肺癌、喉癌与口腔癌共占新诊病例的184 600人，其中死亡162 500人。虽然吸烟的人患癌症概率高，这并不意味着所有吸烟者都会得癌症。是否患癌症，取决于人体内癌症抑制基因受香烟中致癌物质的影响程度，在香烟烟雾中，大约有4 000多种有害化学物质，其中约有700多种有致癌作用。

在人的呼吸道中，较大的气管和支气管内膜表面有杯状细胞和纤毛。杯状细胞分泌的黏液可把吸入鼻、嘴内的颗粒粘住，并在纤毛运动的带动下，外排入咽部，被吐出体外或被吞入消化道。吸烟者吸入的烟雾中有毒物质会直接损害杯状细胞与纤毛的功能，减弱有害物质的排出或消除，有害物质越积越多便直接与气道细胞接触，其中

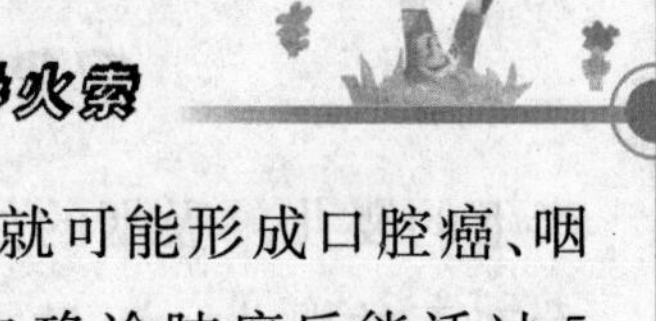

致癌物质作用于口腔与喉部黏膜或肺泡内面，就可能形成口腔癌、咽喉癌或肺癌。目前，肺癌治疗很困难，在我国自确诊肺癌后能活过5年的不足5%。肺癌病人死亡之前非常痛苦。

吸烟实属坏习惯，
严重之时得肺癌。
肺癌实属癌中王，
一旦得了命不长。
劝君快把烟瘾戒，
免得幸福被破坏。

3. 吸烟与胎儿死亡或畸形的关系　近几年研究表明，无论男性还是女性长期吸烟都会影响受孕。经常吸烟的男性，吸烟可影响精子的运动能力，而且会影响精子的形状，使精子产生量减少。在吸烟的女性，雌激素水平下降，受孕能力下降，性欲下降，吸烟还会使女性绝经期提前。

吸烟对妊娠的影响是严重的。妊娠女性吸烟后，尼古丁与一氧化碳进入母体与胎儿的血液内，一氧化碳与胎儿血液内血红蛋白结合，其结果使胎儿血红蛋白携氧能力下降而导致缺氧。尼古丁对胎儿发育也有明显影响。母亲吸烟后，几秒钟内胎儿的血管就会收缩，血管收缩必然会减少胎儿氧的供应，从而影响胎儿发育。尼古丁会刺激母亲的血管释放去甲肾上腺素，进一步加剧胎儿血管收缩，造成胎儿畸形。母亲在怀孕期吸烟容易产下低体重胎儿。此外，香烟中的特异性亚硝胺（NNK），是一种很强的致癌物质，通过胎盘进入胎儿体内，可使胎儿发育畸形或癌变。

哺乳期母亲吸烟可严重影响婴儿的健康。据国外统计资料表明，孕期吸烟的妇女所产下的婴儿普遍矮于或轻于孕期不吸烟妇女

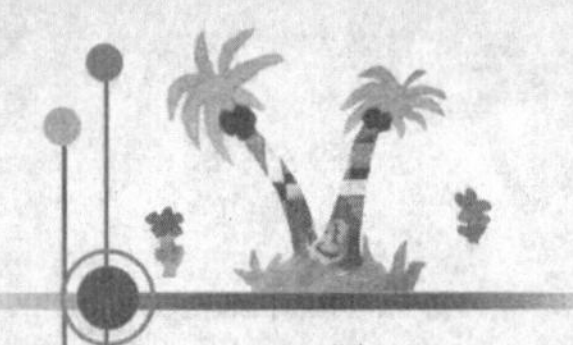

产下的婴儿。吸烟的妇女产下婴儿头几个月死亡率也高于不吸烟妇女产下的婴儿。而且，吸烟妇女产下的婴儿很容易患呼吸系统疾病，婴儿健康状况一般很差。此外，婴儿长期在母亲吸烟的烟雾作用下也容易出现多动症或注意力缺失综合征（简称 ADD）。

母亲吸烟太不该，
因为它把胎儿害。
所生婴儿长不大，
畸形呆傻经常化。
母亲吸烟太不该，
乳汁当中毒物在。
婴儿吸食此乳汁，
多种疾病经常来。

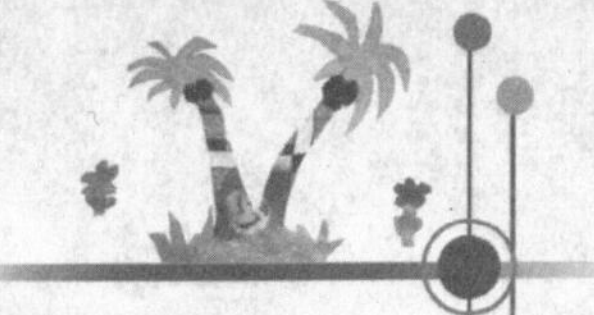

第十三章　酗酒对青少年健康的影响

饮酒是一个古老的民族传统。如今在社会生活的方方面面，大到举行国宴迎宾，婚丧嫁娶，名目繁多的节庆、店庆商务、会议活动等，小到亲朋好友小聚，甚至平日自斟自饮，仍都离不开酒，真可谓"无酒不成席"。酒饮料可以调节人们的情绪，调节自我意识。饮酒给人们营造一种喜庆、愉悦和兴奋的氛围，拉近了人际关系。酒精仍然是当今大多数成人包括大学生偏爱的可合法使用的成瘾化学品。无论在中国还是世界各国，嗜酒、酗酒人群的迅速增长，嗜酒、酗酒者的低龄化，以及女性酗酒者比例的不断增加是一个总的趋势。

一、乙醇的理化性质

乙醇，俗称酒精(分子式 C_2H_6O，分子量 46.07)，是各种酒类饮料中的主要成分，由发酵微生物(酵母菌)与谷物、果类等有机物、培养基等在一定温度下，作用于碳水化合物所生成的主要产物。如将发酵液中所含的乙醇用蒸馏法蒸出，并做进一步精馏，便可得到乙醇浓度较高的酒，通常称之为蒸馏酒，如白酒、白兰地、威士忌等。

乙醇为无色透明的可燃性液体，易挥发，有特殊的芳香气味和略带刺激的辛辣味，分子极性大，其水溶性大于脂溶性，能与水形成共沸混合物。乙醇是高热能物质，每克乙醇可产生 74 卡热能。

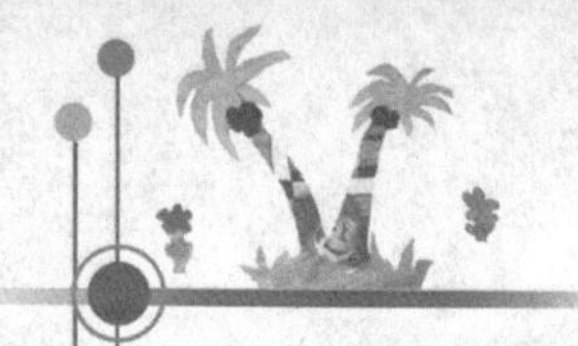

二、饮酒行为的分类

一般将饮酒行为对个体影响的大小分为社交饮酒、酒滥用和酒依赖三类。

1. 社交饮酒 又可分普通社交饮酒和大学生狂饮式社交饮酒两种。

(1)普通社交饮酒：在各种社交场合，与朋友、同事、客人一起喝酒，人们常主动饮酒或被劝饮酒，为的是营造一种喜庆、愉悦和兴奋的氛围，或因是亲朋挚友，盛意难却，不喝则面子上过不去。多数人的饮酒行为属于此类，饮酒者一般都知道过量饮酒的危害，因此能控制自己，能把握住饮酒的度，适可而止。除个别人可能醉酒失态外，一般对本人和他人无有害影响。在当今中国社会，这是一种正常的饮酒行为。

(2)狂饮式社交饮酒：在美国，饮酒量达到"重度饮酒者"标准的大学生很少每天小打小闹地饮一点酒，而是每周1～2个晚上聚在一起狂饮。故这种社交饮酒方式叫做"连续5个饮酒单位消费"，2周内至少举行1次。当代美国大学生的酗酒通常通过狂饮式社交饮酒发生。这种饮酒方式往往因醉酒而引发诸多不良后果，如打架斗殴、毁坏财物、犯罪等。社会和校方对此予以高度关注，并采取多种措施予以制止。

2. 酒滥用 酒滥用也叫问题饮酒。这是一种可造成躯体或精神

损害、对他人对社会有危害的有害饮酒行为，大多由社交饮酒发展而来，常表现为不顾及后果，没有节制地喝酒，酒后耍酒疯闹事，情绪和行为失控，不能完成各种精细操作（如驾驶）。

3. 酒依赖　这是一种强迫性的饮酒行为，由酒滥用发展而来，患者大多有漫长的饮酒史。国内的调查显示，从开始饮酒到出现酒依赖症状平均为10年左右。酒依赖患者对酒有强烈的渴求心理，把饮酒看成比任何其他事都重要，达到“没有酒简直不能活”的程度，常出现心理依赖、心理耐受、停酒戒断症状和人格改变等症状。

三、酒类饮料分类与含醇量表示法

1. 酒类饮料的分类

（1）按酒的商品特性分类：可分为白酒、黄酒、葡萄酒、果露酒和啤酒等。

（2）按酒的酿造工艺分类：可分为发酵酒（黄酒、葡萄酒、果露酒和啤酒等）、蒸馏酒（白兰地、威士忌、伏特加、朗姆酒和中国的白酒等）和配制酒等。

（3）按酒的含醇量高低分类：可分为低度酒（如葡萄酒含乙醇10%～20%，平均为12%；啤酒含乙醇2%～6%）、中度酒和高度酒三类。中、高度酒多为蒸馏酒，如白兰地、威士忌、伏特加、朗姆酒和中国的白酒，乙醇含量35%～65%。

2. 酒类饮料的含醇量表示法

（1）用容量百分比表示[%(v/v)]：各种蒸馏酒都用这种表示法，如国外的白兰地、威士忌、伏特加、朗姆酒和中国的白酒。

（2）用标准酒精度（X^0）表示。常用于啤酒中乙醇含量的表示。标准酒精度所表示的乙醇浓度是容量百分比所表示的乙醇浓度的2

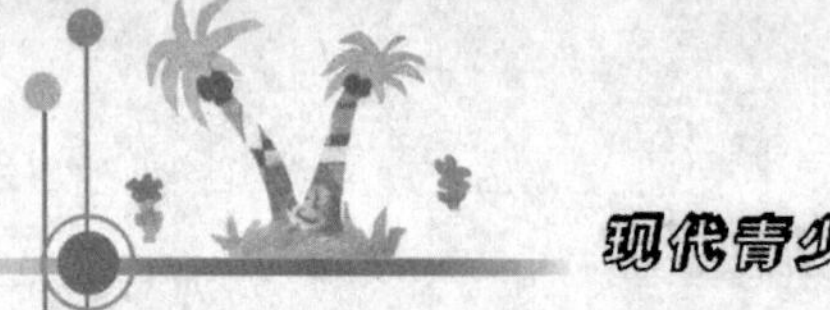

倍，如标准酒精度为12°的啤酒实际乙醇浓度是6%。

3. 饮酒量的规范表示法——饮酒单位 旧时饮酒人们常用"碗"、"两"、"斤"来度量饮酒量，现在则多用"杯"、"盅"来表示。这种表示法简便，但量具有大有小，难以加以准确比较，故不适于在酒精相关问题研究中使用，而用"饮酒单位"(drinks)来度量饮酒量。但不同国家制定的一个"饮酒单位"的饮酒量有所差别：

(1)美国标准的一个饮酒单位(drink)含纯乙醇14毫升(10.9克)，相当于：浓度为5%的啤酒340毫升；浓度为10%～15%的葡萄酒140毫升，浓度为40%的蒸馏酒43毫升(1小杯)。

(2)英国标准的一个饮酒单位(unit)含纯乙醇10毫升(8克)，相当于：浓度为5%的啤酒250毫升；浓度为10%～15%的葡萄酒103毫升；浓度为40%的蒸馏酒32毫升。

(3)乙醇的吸收、代谢与影响乙醇的吸收因素：乙醇进入空胃后，因其脂溶性较大，可快速通过滤过和简单弥散方式从胃肠道吸收(约80%从小肠吸收，约20%从胃吸收)，2～5分钟开始入血，90分钟达到高峰，150分钟全都吸收。一般条件下，乙醇摄入量的80%～90%是在30～60分钟被吸收入血的。

四、乙醇的代谢

肝脏是乙醇代谢的重要器官。被吸收进入血循环的乙醇，极大部分(90%～98%)在肝脏经过一系列氧化过程，最终转变成二氧化碳和水，从体内排出。只有2%～10%乙醇以原形从尿、呼吸道、汗液、唾液和泪液等途经排出。乙醇的代谢过程可分为三步，每一步都在特异酶的催化作用下完成。

1. 第一步——乙醇氧化 通过乙醇脱氢酶(ADH)系统、微粒体

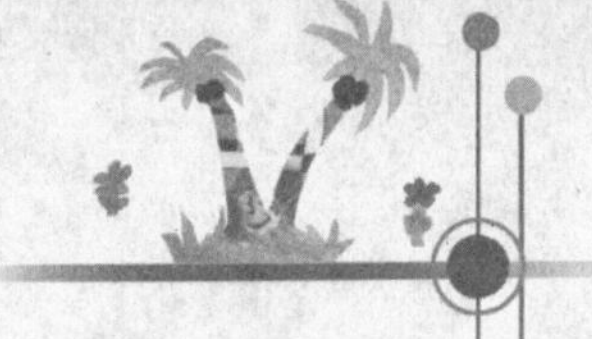

乙醇氧化系统(MEOS)和过氧化氢酶系统3条主要的乙醇氧化途径，将乙醇氧化为乙醛。

(1)乙醇脱氢酶系统：ADH系统是乙醇氧化的主要途径，经肝脏代谢的乙醇约80%通过ADH系统转化为乙醛，因而是乙醇从血流消除的限速步骤。

(2)微粒体乙醇氧化系统：MEOS系统可将其余20%乙醇转化为乙醛。

(3)过氧化氢酶系统：该系统在体内乙醇和H_2O_2浓度较高时发挥重要作用。

2. 第二步——乙醛氧化　在乙醛脱氢酶(ALDH)的催化作用下，将乙醛转化为乙酸。

3. 第三步——乙酸氧化　通过三羧酸循环，乙酸最终代谢为二氧化碳和水排出。

血中乙醇由肝脏以恒速清除。但不同个体肝中与乙醇代谢相关的酶水平差别很大，故其消除速率因人而异，个体间可相差2～3倍。长期饮酒者肝酶活性增高，具有较高的酒精消除率。正常个体的清除速率为150～200毫克/升/小时(mg/L/h)，慢性酒依赖者为300～400mg/L/h。这种差别可能是环境因素和遗传因素综合作用的结果。

五、乙醇吸收的影响因素

乙醇的吸收量和吸收速度受下列因素的影响。

1. 酒饮料乙醇含量的高低　一般情况下，在一定的乙醇浓度范围内，酒的乙醇含量越高，吸收越多，血液乙醇BAC界值越高。例如，乙醇含量高的蒸馏酒吸收比乙醇含量低的葡萄酒快。不过乙醇

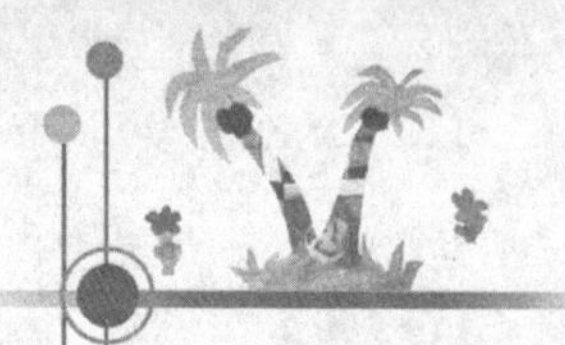

浓度过高因可刺激胃黏膜，产生小出血点，抑制平滑肌功能，或引起幽门痉挛，胃排空推迟，反而使吸收减缓减少。

2. 饮酒量大小　一般情况下，一次饮酒量越大，吸收也越快越多，血液乙醇(BAC)界值越高。

3. 饮酒的速度快慢　一般情况下，饮酒速度快比饮酒速度慢乙醇吸收多。相同的饮酒量条件下，饮酒时间短的吸收比饮酒时间长得多。

4. 空腹还是餐后饮酒　在空腹状态下饮酒，乙醇吸收最快，约30～60分钟血乙醇即可达到高峰，而餐后尤其是食脂类和含高蛋白食物可使乙醇吸收变慢、吸收多。

5. 饮酒时是否使用药物　某些药物如胰岛素和拟胆碱能药物可促进乙醇的吸收，而另一些药物，如硫酸镁、抗胆碱能药物和钙剂可减少吸收，故饮酒当日或近日使用此类药物可能会影响血液乙醇(BAC)界值。

6. 身体状况　有发热和营养不良情况者乙醇吸收加快，而有胃炎、胃溃疡、胃切除术，以及低体温和应激反应情况者乙醇吸收减慢。

7. 性别差别　国外的研究发现，女性体内生成的乙醇脱氢酶(ADH)明显少于男性。ADH负责处理进入胃而尚未被吸收的乙醇，将其分解为乙醛。这意味着该酶活性的高低可影响到乙醇的吸收。其结果是，在相同的饮酒量和相同的体重条件下被吸收入血的乙醇，女性比男性多。

六、血液乙醇浓度的检测与意义

1. 血液乙醇浓度的检测　血液乙醇浓度(BAC)的分析方法主要有实验室检测和现场检测两大类。

(1)实验室检测:在现场用专用容器,采集当事人血样或呼出气(肺泡气),贴上标签,注明受检者姓名,样品编号和取样日期,送到专业实验室用气相色谱法(GC)、气相色谱-质谱联用法(GC/MS)等方法检测,其检测结果既可用于交通执法,又可用作法庭审判证据。

(2)现场检测(路边检测):一般是用便携式乙醇分析仪,在现场检测。其检测结果一般只用作交通执法依据。

2. 血液乙醇浓度的意义 在急性和慢性乙醇中毒的临床诊断中,血液乙醇浓度是一个重要的诊断指标;在交通执法中,血液中乙醇的分析结果是交通执法人员判定醉酒驾车的重要执法依据之一,甚至是惟一的证据;在法庭审判中,血液乙醇浓度可用于法庭举证的执法依据。

3. 急性乙醇中毒的诊断依据 一次过量饮酒可引起急性乙醇中毒,其主要体征是:有饮酒史;呼出气中有乙醇味;眼球震颤(眼球快速地水平移动);语言不清;痛觉反应减弱;动作不协调;情绪抑郁。对于非酒依赖的个体而言,其中毒症状轻重与 BAC 有一定相关性,即 BAC 浓度越高,中毒症状越严重。BAC 为 2 000～2 500 毫克/升时,出现明显的中毒症状,反应迟钝,昏睡;浓度为 3 000～3 500 毫克/升时,出现木僵或昏迷;>5 000 毫克/升时,可因呼吸衰竭而致死。因此,根据临床症状和血中乙醇浓度可以判断中毒程度,并有助于估计预后。

4. 交通执法的依据 饮酒对驾驶行为的影响主要表现在应急反应时间延长,对意外情况不能正确处理;疲劳度增加,操作能力明显下降,责任感丧失。因此,酗酒是发生各类交通事故的重要或直接的原因。BAC 越高对驾驶行为的伤害越大,交通事故的发生率亦越高。一项调查显示,酗酒后司机交通事故的发生率与血中乙醇浓度升高直接有关。BAC 为 400～600 毫克/升时,驾驶能力和对外界反应能

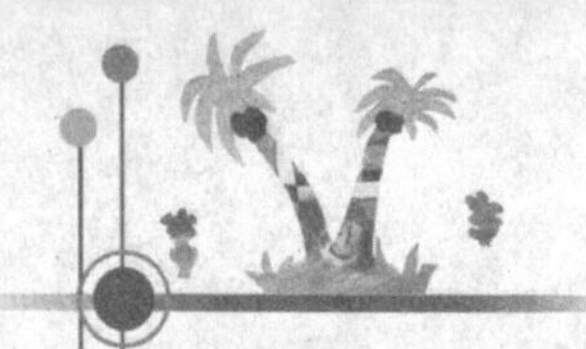

力(如应急能力,识别判断能力)明显减弱,BAC为500~900毫克/升时,交通事故明显增多,约为血乙醇检测阴性的司机的9倍。一项模拟饮酒后驾车模型的试验结果也证实,BAC与驾驶能力相关:随着BAC增高,驾驶能力受损人数增加。BAC为200毫克/升和800毫克/升时,分别有3%和68%的受试者驾驶能力降低。受试者出现驾驶能力损害的平均BAC水平为686(190~1520)毫克/升,但个体差异很大,对乙醇敏感的人,BAC 190毫克/升时操作能力已明显下降,而对乙醇耐受性大的人BAC达1 520毫克/升才有反应。同时观察到,既往酒量较大者出现驾驶能力降低的BAC浓度明显高于既往不饮酒者。

有鉴于此,各国对酒后驾车的认定都是以BAC为判罚的重要指标。我国的道路交通安全法规定,车辆驾驶人员血液BAC浓度≥200毫克/升、<800毫克/升的驾驶行为为酒后驾车,>800毫克/升的驾驶行为为醉酒驾车。

七、适当饮酒对健康有些益处

从健康角度讲,适度饮酒,尤其是葡萄酒,有助于舒筋活血,有益于健康,但这种有益是有限的,而且主要是对中老年人群而言的。适当饮酒对健康的益处比较肯定的有以下三方面:

1.酒饮料中除白酒由于含醇量高,营养价值有限外,酒精含量较低的黄酒、葡萄酒、啤酒都含有丰富的人体需要的营养物质,如蛋白质、多种氨基酸、维生素和钙、磷、铁等微量元素。

2.适量饮酒可助消化,适量饮酒能够增进食欲,增加营养。

3.适度饮酒有助于舒筋活血,预防心血管疾病,减轻心脏负担。适量饮酒还可增加高密度脂蛋白,降低冠心病的发生率。法国人动脉硬化和心血管病的患病率在工业化国家里是最低的,有人将此归功于法国人常年饮葡萄酒。

此外,据报道,2007 年 6 月在瑞典举行的一次风湿病学术年会上有科学家报告,每周至少饮 3 个饮酒单位(这里所说的 1 个饮酒单位是指蒸馏酒一小杯或啤酒一听)的人可以获得对类风湿关节的保护作用。在我国民间,尤其在东北朝鲜族同胞中也有饮酒御寒、预防关节炎的习俗。但这种好处可能是以牺牲身体其他方面的健康为代价的。

至于何为适度饮酒量,目前尚无确切数据。国外虽有所谓安全饮酒量,如英国内科学会(1987)推荐,男性每周不超过 168 克乙醇,女性每周不超过 168 克,似乎饮酒量偏大,并不适合中国。中国健康专家提出的适用于中老年人群适度饮酒量建议是:葡萄酒每天不超过 50～100 毫升,中低度白酒每天不超过 5～10 毫升,啤酒每天不超过 300 毫升。

八、酗酒、酒滥用和酒依赖对健康的危害

1. 急性乙醇中毒对健康的损害 一次过量饮酒可引起急性中毒,其临床体征是:眼球震颤(眼球快速地水平移动),语言不清,情绪抑郁。轻度中毒(BCA 0.3～1.0 克/升)能抑制大脑皮质,导致皮质下中枢的脱抑制兴奋,出现情绪高涨,言语轻快,语无伦次,喜怒无常,控制能力下降等症状;中度中毒(BCA 1.0～2.0 克/升)时,抑制作用波及皮质下中枢可出现运动控制能力下降,舌重口吃,动作不协调,意识紊乱等症状;重度中毒(BCA>3.0 克/升)时延髓生命中枢抑制,可出现昏迷,呼吸有鼾声,有吸入呕吐物危险,体温下降,有的可深度昏迷,呼吸麻痹,有死亡危险。

2. 酗酒对大脑的损害 酒精是一种亲神经物质，具有神经毒作用，能直接杀伤脑细胞，使之溶解、消亡、减少。长期饮酒者可加快脑细胞死亡，结果造成脑萎缩。另一方面，随着脑血流量的减少，脑内葡萄糖代谢率和脑神经细胞活性的降低，大脑功能也随之衰退。

慢性酒精中毒病人喝酒时，常常以酒代饭，很少进食，这会加速酒精的吸收，由此伴发的营养不良和肝功能障碍进一步加重对大脑的危害。临床研究证实，酗酒本身会抑制食欲，使饮食减少，并影响胃肠功能，干扰消化、吸收和代谢，造成营养不良。此外，酒精还可以抑制蛋白质合成，慢性酒精中毒病人进食越少，蛋白质摄入就越少，蛋白质缺乏就越明显，大脑组织得不到必需的营养补充，脑功能和脑萎缩的程度就越重。

3. 酒精性肝病 长期过量饮酒，尤其当达到酒滥用和酒依赖程度时，乙醇对各种组织器官都可产生不同程度损害，肝作为乙醇代谢占主导地位的器官，在诸多脏器中受损害程度最严重，谓之酒精性肝病。根据肝脏受损害的程度，酒精性肝病可分为脂肪肝、酒精性肝炎和肝硬化 3 种类型。

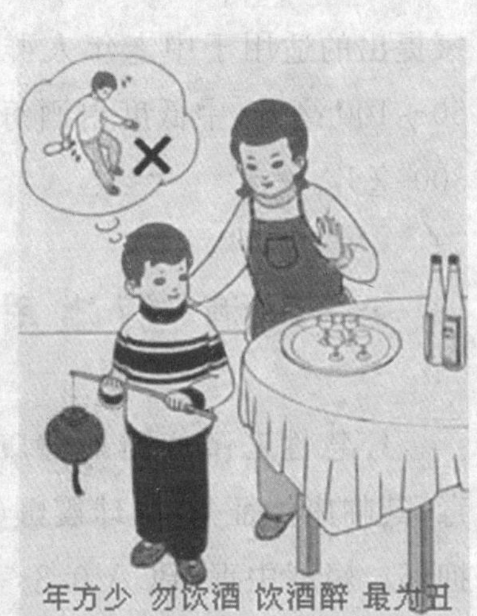

年方少 勿饮酒 饮酒醉 最为丑

(1)脂肪肝：为酒精性肝损害最轻的一种类型，以脂肪浸润和轻微的炎症和坏死为特征。在较严重的脂肪肝病例，肝可能有纤维化。

(2)酒精性肝炎：以脂肪肝、肝大、广泛的炎症和坏死，以及肝纤维化为特征，主要临床症状有厌食，体重下降，发热，肝、脾大，腹水和脑病，血清丙氨酸氨基转移酶(ALT)、天冬氨酸氨基转移酶(AST)轻度升高。

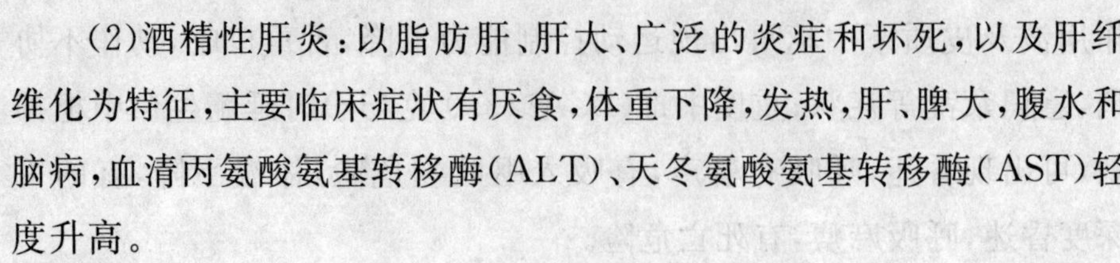

(3)肝硬化:其特征是广泛的肝纤维化,小结再生,肝结构变形,最终出现慢性肝病的临床并发症和肝衰竭。

(4)胎儿酒精综合征:孕妇长期过量饮酒可引起胎儿酒精综合征,因乙醇容易穿过胎盘,分布到胎儿全身组织,继而影响其生长发育。

(5)酒精性胰腺炎:长期过量饮酒还可引起酒精性胰腺炎,可能与由乙醇诱导的胰液所含的高浓度蛋白在胰小管内沉淀下来,形成蛋白栓进而堵塞胰小管有关。

此外,酒依赖还可引起营养不良引起的消瘦和维生素吸收及代谢异常引起的多种维生素缺乏症。

九、与酗酒相关的社会问题

酗酒可引起多种社会功能损害,如交通事故多,危害公共交通安全;不遵守劳动纪律,工作差错率高;家庭不和,甚至家庭破裂;与人辱骂、斗殴而妨碍社会治安等。

1. 交通安全事故　饮酒对驾驶行为的影响主要表现在应急反应时间延长,对意外情况不能正确处理;疲劳度增加,操作能力明显下降,责任感丧失。因此,酗酒是发生各类交通事故的重要或直接的原因。

2. 溺水或坠落　酗酒者常因失足坠落或跌落被摔伤摔死,或因掉进河湖被淹死。许多人都不相信这样一个事实:在当今美国,在每年约 13 000 个意外死亡事故中,坠落是这类事故的第二位死因。醉酒者往往对事物及空间的认识判断错误,例如,晚上光线不足,可将反光水面误认为水泥板,或将阴暗的楼梯误认为泥土,或在娱乐水域驾驶游船时不慎落水,故导致溺水或从高处坠落的情况时有发生。

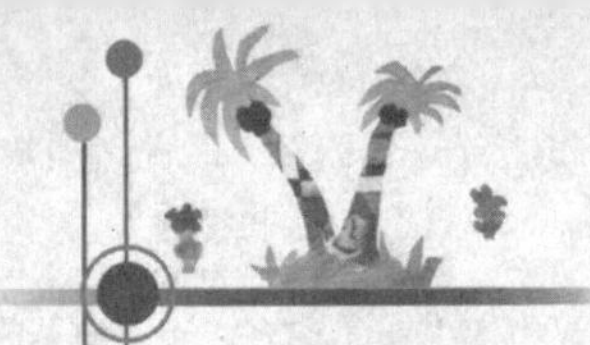

据调查，17％～53％的致死性坠落和21％～77％的非致死性坠落与酗酒有关。

3. 犯罪和暴力 酗酒者在借酒宣泄烦恼、空虚、胆怯、内疚、失败等劳动教养个人心理问题的同时，常常做出许多危害社会治安和稳定的犯罪行为：斗殴、杀人、家庭暴力和强奸等。这并非耸人听闻，无论在中国还是国外，服刑人员尤其年轻罪犯中，酒滥用者和酒依赖者占有很大比例。

4. 婚前性行为 在美国等西方国家，由于酗酒之后失去自控，不少年龄在18～24岁的在校大学生，在没有任何安全措施保护的情况下发生婚前性行为。

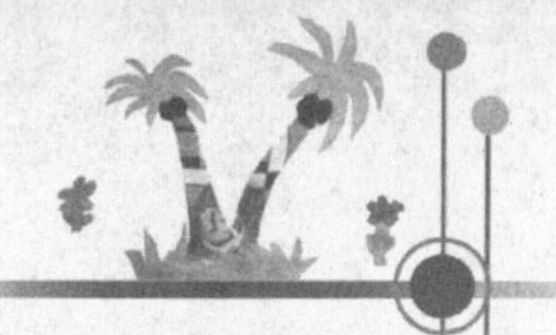

第十四章 珍惜生命远离毒品

目前,日趋严重的毒品问题仍然是全球性的灾难,中国也深受其害。毒品的泛滥不仅直接危害人民的身心健康,而且给经济发展和社会进步带来巨大的威胁。据联合国的统计,如今毒品已蔓延到五大洲的200多个国家和地区,每年的毒品交易额高达5 000亿美元。联合国禁毒与犯罪事务办公室(UNODC)的报告提供了一个触目惊心的数字:2005年全球至少有2亿人滥用过各类违禁毒品,占全世界15～64岁人口总数的5%。成瘾物质滥用已成为人类面临的一个全球性的重大公共卫生问题和社会问题。

新中国成立前,中国人民饱受鸦片之苦,1840年鸦片战争爆发前的20年里,由于英国向中国倾销鸦片而掠走的白银超过1亿两;新中国成立前,全国吸毒人数高达2 000万,民穷财尽,国人被称为“东亚病夫”。

一、吸毒成瘾三部曲

如同“酒瘾”、“网瘾”、“球瘾”的成瘾过程一样,毒瘾的形成也经历3个阶段。

1.尝试 毒瘾的形成常始于在一定场合的尝试,或受社交现场气氛感染偶尔尝试,或在伙伴压力下初次使用,或朋友的推荐或赠送,或直接来自街头毒贩。这种尝试可能给他(她)带来的兴奋或愉悦,替代或掩盖了原本不愉快的心情,逐渐对其产生兴趣。

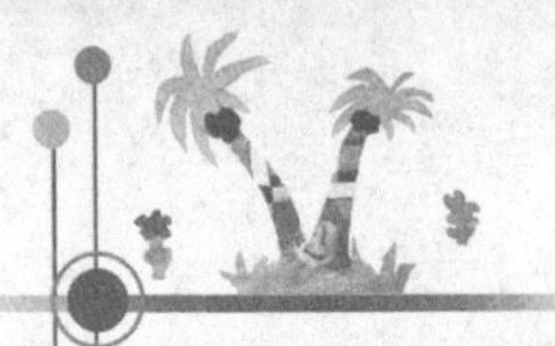

2. 不能自拔 对某种毒品的进一步接触，形成精神依赖，已离不开这种毒品。一旦停掉药物，生理功能就会发生紊乱，出现戒断反应，使人感到痛苦万分。

3. 失控 吸毒者出现一种渴求用药的强烈欲望，不能自控，驱使吸毒者不顾一切地寻求和使用毒品，甚至为此而盗窃、抢劫和杀人。

二、毒品和药品的界定

《中华人民共和国刑法》第357条规定，毒品是指鸦片、海洛因、甲基苯丙胺（冰毒）、吗啡、大麻、可卡因，以及国家规定管制的其他能够使人形成瘾癖的麻醉药品和精神药品。

《中华人民共和国禁毒法》第21条规定，国家对麻醉药品和精神药品实行管制，对麻醉药品和精神药品的实验研究、生产、经营、使用、储存、运输实行许可和查验制度。国家对易制毒化学品的生产、经营、购买、运输实行许可制度。禁止非法生产、买卖、运输、储存、提供、持有、使用麻醉药品、精神药品和易制毒化学品。

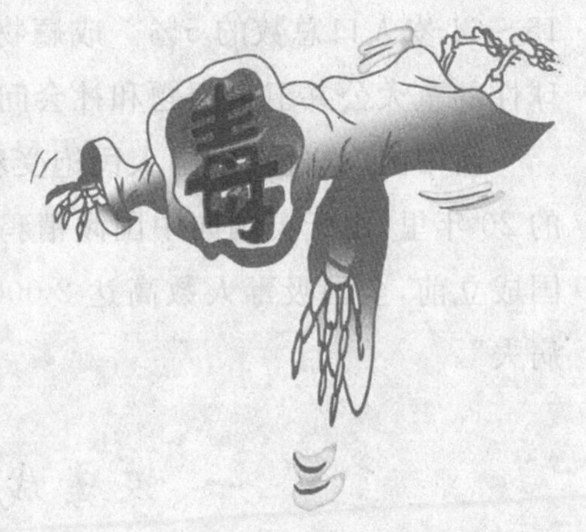

麻醉药品和精神药品是指主要作用于中枢神经系统，从而影响认知、情绪、意识等心理过程的化学物质。因为麻醉药品和一部分精神药品在一定条件下可以用于临床，所以也称为“药物（drug）”；又因为这类药品具有不同程度的成瘾性，所以也叫做“成瘾物质或依赖性物质（addictive substance）”，属于国家规定管制的药品。管制药品非医疗用途的使用便是毒品，便是吸毒。毒品具有非法性、依赖性和危害性三要素。

1. 非法性 是指出于非医疗目的而非法使用国家公布的《麻醉药品品种目录》和《精神药品品种目录》中列出的麻醉药品和精神药品。2007年10月11日国家三部局联合公布并于2008年1月1日起施行的《麻醉药品品种目录(2007年版)》和《精神药品品种目录(2007年版)》中列出了123种麻醉药品和139种精神药品。

这类物质在严格管理条件下作为药品，根据临床治疗需要，权衡利弊，正当合理使用具有治疗价值。例如，吗啡用于治疗晚期癌症患者的剧烈疼痛，提高其生存质量，无疑是有价值的。但如果是非正常需要而非法使用，就失去了药品的属性，就不是药品而是毒品了。

2. 依赖性 是指自我用药行为引起的躯体依赖和心理(精神)依赖。躯体依赖主要表现为耐受性增加、停药后戒断症状；心理(精神)依赖的主要表现是，为了保持由吸毒产生的欣快感而产生的强制性觅药行为，不顾一切地寻觅和使用这种毒品。

3. 危害性 是指吸毒造成的对社会、家庭和自身生命的危害。

三、成瘾物质的分类

根据成瘾物质某一方面的性质和特点可将其分成几个大类。

1. 根据成瘾物质的药理毒理作用分类 可分为麻醉药品和精神药品。麻醉药品是指对中枢神经有麻醉作用，连续使用易产生生理依赖性的药品，如阿片类。精神药品是指直接作用于中枢神经系统，使人兴奋或抑制，连续使用能产生依赖性的药品，如苯丙胺类的冰毒、摇头丸等。

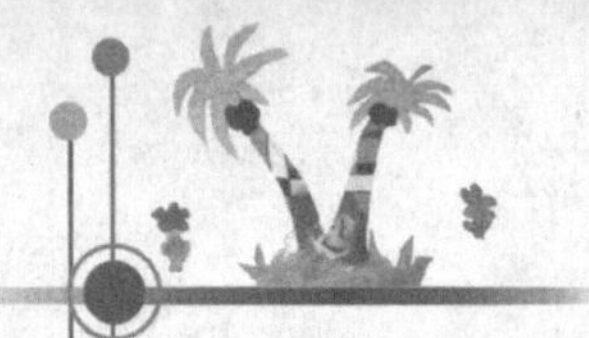

2. 根据成瘾物质对人中枢神经的作用类型分类 精神药品可分为兴奋剂、抑制剂（镇静剂）和致幻剂等三类。兴奋剂能刺激中枢神经系统，使人产生兴奋，如苯丙胺类；抑制剂能抑制中枢神经系统，具有镇静和放松作用，如阿片类；致幻剂能使人产生幻觉，导致自我歪曲和思维分裂，如麦司卡林。

麻醉药品一般分为阿片类、可卡因类和大麻类等三类。

3. 根据成瘾物质流行时间的先后或长短分类 可分为传统毒品和新型毒品。传统毒品一般指阿片、海洛因等已流行多年，甚至近一个世纪的毒品。新型毒品是我国提出和使用的一种毒品概念，它是相对于阿片、海洛因、大麻、可卡因等麻醉药品而言，主要指人工化学合成的精神类药品/毒品，是由国际禁毒公约和我国法律法规所规定管制的、直接作用于人的中枢神经系统，使人兴奋或抑制，连续使用能使人产生依赖性的一类药品（毒品），如冰毒、摇头丸等。也包括挥发性有机溶剂，如甲醇、甲苯、二甲苯、汽油等一类专供鼻嗅或鼻吸用的化学品。由于这类毒品主要在娱乐场所滥用，故新型毒品在西方社会被称之为舞会药或俱乐部药。

4. 根据成瘾物质的来源或自然属性分类 可分为天然毒品、半合成毒品和合成毒品三大类。天然毒品是直接从毒品原植物中提取的毒品，如鸦片。半合成毒品是由天然毒品与化学物质合成而得，如海洛因。合成毒品是完全用有机合成的方法制造，如冰毒。

综合以上四种分类方法，一般将所有成瘾物质分为中枢神经兴奋剂、中枢神经抑制剂（镇静剂）、致幻剂、大麻类制剂、麻醉性镇痛剂和有机溶剂吸入等六大类。大多数成瘾物质都可归入这六类中的一类。

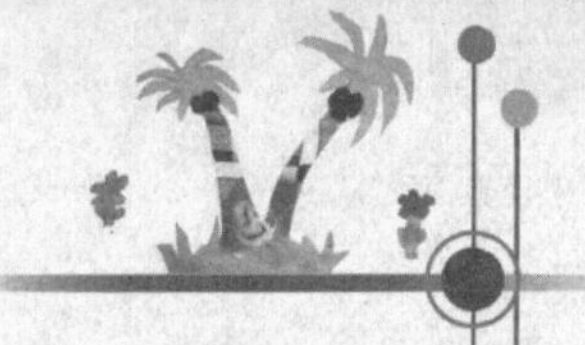

四、中枢兴奋药的毒性

1. 可卡因(cocaine)　可卡因是从古柯叶(coca leaf)中提取的一种生物碱，其游离碱分子量为 303.4，白色结晶状粉末；盐酸可卡因分子量为 339.8，呈粉状。早期曾用作黏膜表面局部麻醉剂。但由于毒性大，很快被其他合成局部麻醉药代替。

可卡因是强效的中枢神经兴奋药，可通过加强人体内化学物质的活性刺激大脑皮质，兴奋中枢神经，表现出情绪高涨、好动、健谈，有时还有攻击倾向，具有很强的成瘾性。滥用方式：鼻吸，静脉注射或抽吸(见“克拉克”)。海洛因滥用者同时滥用盐酸可卡因时偏好选择静脉注射途径，因为起效快。

2. 克拉克(crack，霹雳)　克拉克是新型毒品，由盐酸可卡因与碳酸氢钠反应除去盐酸盐而制得的游离碱可卡因，为微小卵石状结晶。因抽吸滥用时发出霹雳声(crack)而得名。滥用方式：抽吸加热产生的可卡因蒸气，抽吸克拉克后几乎可在瞬间产生作用。抽吸后 10 秒内可卡因就可到达中枢神经系统并影响脑中特殊部位多种神经递质的作用，其后果是可能会引起惊厥、癫痫发作和呼吸窘迫。

可卡因和克拉克滥用主要流行于美国。据调查，当今 12～17 岁的美国青少年中，有 9.4％的学生至少使用过一次这类毒品。

3. 苯丙胺类兴奋剂　苯丙胺类兴奋剂(ATS)是苯丙胺及其衍生物的统称，涉及数十个品种。甲基苯丙胺(冰毒)和亚甲二氧甲基苯丙胺(MDMA)是其中最常被滥用的物质，具有强烈的中枢兴奋和欣快作用。专家预测，ATS 可能是 21 世纪最广泛滥用的成瘾物质。

4. 冰毒　化学名甲基苯丙胺，又称甲基安非他明，外观为纯白结晶体，外观似冰，故被俗称为“冰毒”。对人体中枢神经系统具有极强

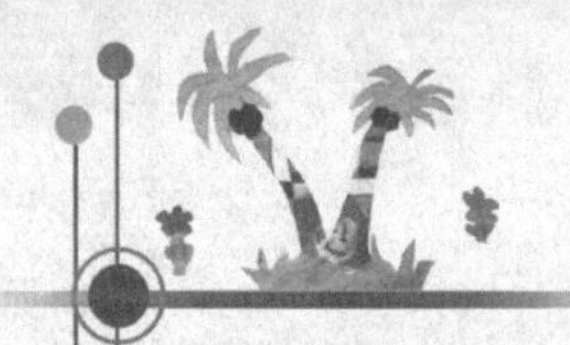

的兴奋作用，且毒性强烈。冰毒的精神依赖性很强，吸食后滥用者会处于强烈的兴奋状态，表现为不吃不睡，活动过度，情感冲动，偏执狂，妄想，好斗，幻觉和暴力倾向。冰毒急性中毒可严重损害心脏、大脑组织，甚至导致死亡。

5. 摇头丸(MDMA) 摇头丸是新型毒品，原来专指 MDMA，现多指以 MDMA 为主要成分，与其他几种苯丙胺类衍生物相混合所制成的丸剂。

(1)MDMA(3,4-亚甲基二氧基甲基苯丙胺)。

(2)MMP(苯丙胺)。

(3)MAMP(甲基苯丙胺)。

(4)MDA(3,4-亚甲基二氧基苯丙胺)。

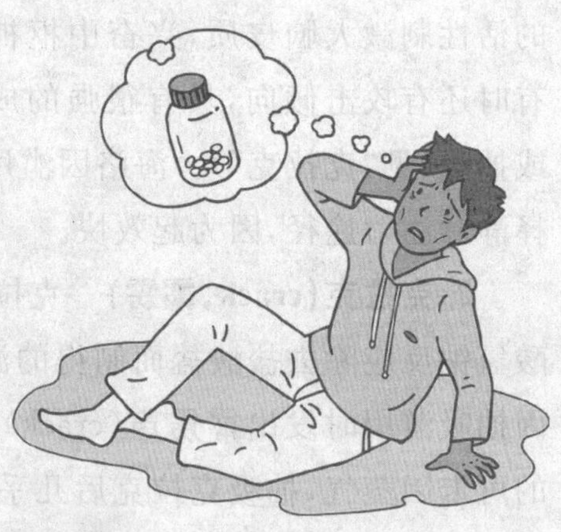

(5)MDEA(N-乙基亚甲基二氧基苯丙胺)。

(6)MMDA(3-甲氧基-4,5-亚甲二氧基苯丙胺)。

(7)MOB(4-溴 3,5-二甲苯氧基苯丙胺)。

(8)PMA(副甲氧基苯丙胺)。

(9)DMA(二甲氧基苯丙胺)。

(10)TMA(三甲氧基苯丙胺)。

MDMA 具有兴奋和致幻双重作用，滥用后可出现长时间随音乐剧烈摆动头部的现象，故称为摇头丸。外观多呈片剂，五颜六色。服用后会产生中枢神经强烈兴奋，出现摇头和妄动，在幻觉作用下常常引发集体淫乱、自残与攻击行为，并可诱发精神分裂症及急性心脑疾病，精神依赖性强。

6. 麻古 麻古，系泰语的音译。其主要成分是冰毒，即甲基苯丙

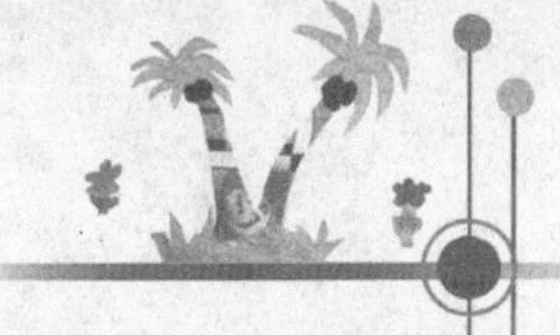

胺，是一种加工后的冰毒片剂，具有很强的成瘾性。服用后会使中枢神经系统极度兴奋，疲劳感饥饿感明显减轻。长期服用会导致情绪低落，精神失常，损害心、肝、肾，严重者甚至死亡。

五、中枢抑制药的毒性

中枢抑制药(镇静剂)主要有巴比妥类和苯二氮䓬类两大类。这类药物的滥用可以产生耐受性和依赖性。

1. 巴比妥类镇静药 这类药物可以降低中枢神经系统功能，小剂量可以镇静，促进睡眠；大剂量使用可致深度抑制。根据催眠作用时间长短可分为四类。

(1)长时作用类(苯巴比妥)：作用持续时间 6～8 小时。

(2)中时作用类(异戊巴比妥、戊巴比妥)：作用持续时间 3～6 小时。

(3)短时作用类(司可巴比妥)：作用持续时间 2～3 小时。

(4)超短时作用类(硫喷妥钠)：作用持续时间 15 分钟。

这类药物长期应用(数周或更长)均可产生耐受性和成瘾。据研究，耐受性的产生与神经组织对此类药物适应性增高密切相关。一旦停药或减少用药量可出现心动过速、恶心呕吐、震颤、激动，甚至惊厥发作。

甲喹酮和格鲁米特(导眠能)为非巴比妥类的镇静剂，是为克服巴比妥类镇静剂的成瘾问题而开发，但临床应用证实，这两种药物仍然可产生与巴比妥类镇静剂相类似的依赖性。

2. 苯二氮䓬类镇静药 苯二氮䓬类(BZD)镇静剂又称安定药，根据抗焦虑作用的强弱分为弱效安定药和强效安定药两类。弱效安定药又称抗焦虑剂，并不是为助眠设计的，而主要用于有心理压力的

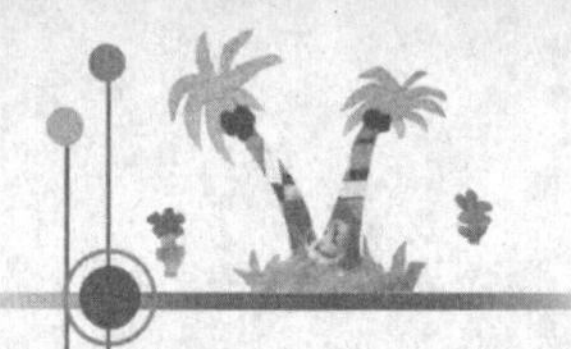

人，帮助他们放松，消除焦虑情绪。这类药物有地西泮（安定）、氯氮（利眠宁）等，是最常用的处方药。遗憾的是，部分人对这些药和其他处方药有依赖性。强效安定药又称抗精神病药，能消除精神病患者的兴奋状态和精神紊乱，但容易产生躯体和精神依赖，以及耐受性。

（1）氟硝西泮（氟硝安定）、氯胺酮（K 粉）和 GHB（G 毒）：氟硝西泮是一种属于弱效的 BZD 镇静剂且在许多国家（美国除外）可以合法销售的处方药，与乙醇饮料混合后饮用，可使饮酒者（多数是未孕女性）产生深度醉酒，迅速昏睡或昏迷。数小时后清醒过来，她不能回忆起此前所发生的一切，包括在此期间所遭受的强奸。这种强奸被称做“约会强奸”。针对这种与使用氟硝安定有关的强奸案件的不断增加，美国国会于 1996 年通过了药物致强奸的预防与刑罚条例。现今在美国，“约会强奸”是一种罪名，特指在饮用者不知情的情况下给予某种药物，以实施性侵犯。该罪的最高惩罚是 20 年有期徒刑，并处以 250 000 美元罚款。

（2）氯胺酮（K 粉）和 GHB（G 毒）：也被作为“约会强奸”药使用。这种犯罪手段的出现给那些经常出入娱乐场所的女性敲响了警钟：应特别注意观察你的面前和周围有无饮料，不要饮用他人提供的饮料。

（3）三唑仑（海乐神）：三唑仑为淡蓝色片，属短效镇静剂，口服吸收快，1 小时左右即达峰血药浓度，镇静催眠作用强，临床主要用于失眠症。该药被滥用时，常伴随酒精饮料一起服用，也有溶于水及其他饮料中。见效迅速，药效比普通安定强 45～100 倍。口服后可以迅速使人昏迷晕倒，故俗称蒙汗药、迷魂药。

3. 羟基丁丙酯（GHB） GHB 又称 G 毒或“液体迷魂药”，是一种无色、无味、无嗅的中枢神经抑制剂。在 1992 年以前，GHB 在美国是一种供健美使用的非处方药物，20 世纪 90 年代初发生流行性滥用后

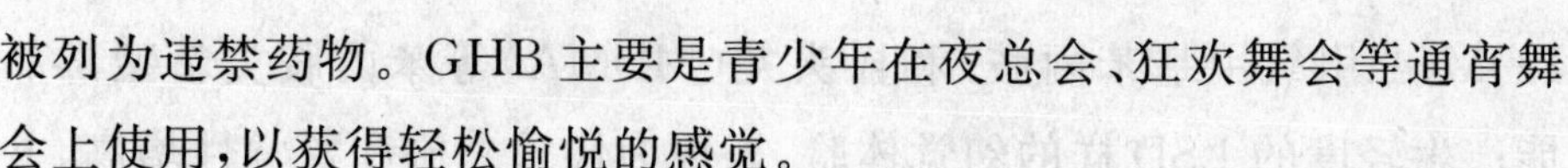

被列为违禁药物。GHB主要是青少年在夜总会、狂欢舞会等通宵舞会上使用，以获得轻松愉悦的感觉。

GHB滥用可产生欣快、镇静作用和性乱行为。其安全范围很小，尤其当与苯丙胺类兴奋剂(ATS)或乙苯醇等中枢抑制剂合用时，中毒、死亡的危险性增加。

六、致幻剂的毒性

致幻剂能使人产生幻觉，导致自我歪曲和思维分裂，代表物质有麦角乙二胺(LSD)、麦司卡林和氯胺酮等。

1. 麦角酰乙二胺(LSD) LSD是麦角酸的衍生物，是迄今为止各种致幻剂中作用最强的化合物，很小剂量(30～35微克)即可产生幻觉。幻觉表现为LSD样幻觉体验，称之为LSD之旅(LSD trips)，多数为愉快体验，称之为快乐之旅(good trip)，有时可出现焦虑、恐怖体验，甚至做出危险的恐怖性攻击行为，称之为恐怖之旅(bad trip)。在恐怖之旅期间，滥用者可偶尔做出自残、自杀行为。LSD滥用者还经常产生联觉，例如，听到某种声音就马上产生看见某种颜色(实际不存在这种颜色)的感觉，反之，看见某种颜色就马上感觉听到某种声音(实际不存在这种声音)。在停用LSD后数周、数月甚至数年，有时会产生当初的幻觉重现。

(1)滥用方式：静脉注射、咀嚼或以烟雾的形式抽吸。

(2)常用的滥用剂量：为50～300微克。

(3)起效时间：约30分钟。

(4)作用持续时间：6～9小时。

(5)依赖性表现：主要是心理依赖，无躯体依赖。

2. 新型毒品 苯丙胺衍生物MDA(3,4-亚甲基二氧基苯丙胺)、

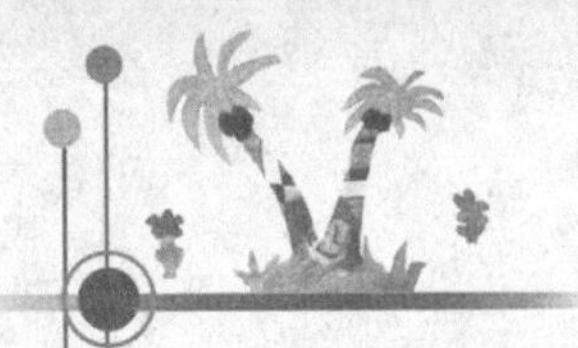

DOM(二甲氧甲基苯丙胺)和摇头丸(MDMA)等苯丙胺类新型毒品能产生轻度的LSD样的幻觉体验,表现为快乐之旅和警觉性增高,并存在许多潜在危险。专家特别提醒,摇头丸能产生强烈的精神依赖性,并大量消耗5-羟色胺——一种与警觉状态有关的重要兴奋性神经递质,有可能造成永久性的脑损伤。

3. 苯环利定　苯环利定(PCP)是国家管制的精神药品,具有中枢兴奋作用、中枢抑制作用、致幻作用和麻醉作用。临床上曾作为全身麻醉药使用,后因严重的致幻作用而停用。

(1)滥用方式:静脉注射、咀嚼或以烟雾的形式抽吸。

(2)常用的滥用剂量:为50～300微克。

(3)起效时间:约30分钟。

(4)作用持续时间:6～9小时。

(5)依赖性表现:主要是心理依赖,无躯体依赖。

4. 氯胺酮　氯胺酮(ketamine)是苯环利定(PCP)的类似物,为白色结晶粉末,故俗称K粉。无臭,易溶于水。氯胺酮可选择性地阻断痛觉,具有镇痛作用,但它对大脑边缘系统又有兴奋作用。上世纪60年代曾用作静脉全麻药广泛用于野战创伤外科,有时也可用作兽用麻醉药。

氯胺酮常在娱乐场所被滥用。服用后可产生类精神分裂症样症状,遇快节奏音乐便会强烈扭动,会出现幻听、幻觉、幻视和抑郁等精神分裂症状,对记忆和思维能力造成严重的损害,并在药物作用下出现怪异和危险行为。

七、大麻类物质的毒性

大麻(cannabis)为桑科一年生草本植物,分为有毒大麻和无毒大

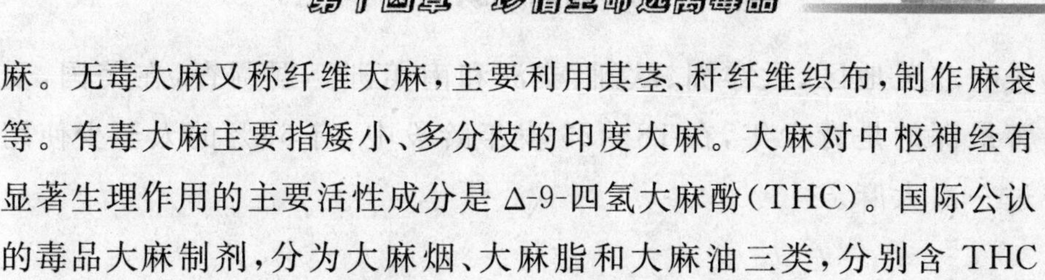

麻。无毒大麻又称纤维大麻，主要利用其茎、秆纤维织布，制作麻袋等。有毒大麻主要指矮小、多分枝的印度大麻。大麻对中枢神经有显著生理作用的主要活性成分是Δ-9-四氢大麻酚（THC）。国际公认的毒品大麻制剂，分为大麻烟、大麻脂和大麻油三类，分别含THC 0.25%～8%（平均约3.5%）、8%～14%和20%～50%。

1. 大麻烟　大麻烟是指将大麻的部分叶、茎、花和种子干燥、切碎、简单加工制成的雪茄卷烟或烟丝，呈灰绿色或棕灰色。供抽吸，或装入烟斗抽吸。

2. 大麻脂　大麻脂（hashish）通常叫做玛利多纳，是指从大麻植物雌株花的顶端、叶、茎和种子中刮取或提取的树脂，为黏性物质，呈灰黄色至近乎黑色，其THC含量比大麻烟高几倍。滥用方式多为将大麻脂装入烟斗抽吸，或涂在大麻烟顶端或卷于纸上抽吸，也可作咀嚼、鼻吸、吞服或掺入饮料中使用。

3. 大麻油　大麻油（hishoil）是指从大麻烟中提取的油状物，呈深绿色。其THC含量比大麻烟高几倍。滥用方式多为将大麻油装入烟斗抽吸，或涂在大麻烟顶端或卷于纸上抽吸。

4. 大麻制剂的精神活性作用和依赖性　大麻对中枢神经系统有独特的精神活性作用，主要表现为轻度的欣快感、镇静、幻觉和失真等精神作用。大麻可引起轻度的致幻作用，表现为出现短暂的幻觉，尤其是在闭眼时。有的滥用者可产生联觉反应，例如，听到某种声音就联想某种颜色。大麻致幻作用的强弱与大麻制剂中的THC含量密切相关。

长期吸食大麻可产生耐受性和轻度的躯体依赖性，突然停药可引起抑郁、焦虑、失眠等戒断症状。

由于大麻独特的精神活性作用和廉价的原因，大麻是当今世界上滥用地区和滥用人群最广的毒品，位居各类毒品之首，尤其

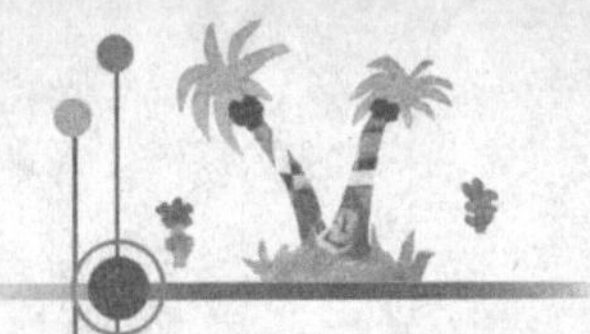

是在北美地区、大洋洲、欧洲、非洲和南美洲。据调查，在美国，受害最深的是青少年，在18～25岁年龄段中，有68％的人至少使用过一次大麻。

八、阿片类麻醉性镇痛剂的毒性

1. 阿片(opium) 早年曾被译作鸦片。它是罂粟果实中流出的乳液经干燥凝结而成，黑色或褐色，味苦。吸食时有一种强烈的香甜气味。吸食者初吸时会感到头晕目眩、恶心或头痛，多次吸食就会上瘾。

2. 吗啡(morphine) 吗啡为白色结晶状粉末。进入机体后与体内阿片受体结合产生强大的中枢性镇痛作用和欣快作用，能提高痛阀，减少疼痛反应，临床上主要用于急性疼痛，如严重外伤、烧伤、骨折、胆及肾绞痛和癌症晚期绞痛。

吗啡在人体内的消除半衰期($t_{1/2}$)为2～4小时。约70％通过肝脏内的葡萄糖醛酸化，生成吗啡-3-葡萄糖醛酸苷(M3G)和吗啡-6-葡萄糖醛酸苷(M6G)，约10％转化为去甲吗啡，约20％以原形存在。

吗啡极易成瘾，吸食几次就可成瘾，持续时间越长，依赖程度越严重；吸毒过量可发生急性中毒，其临床特征为中枢神经系统抑制、瞳孔缩小和呼吸抑制，可伴有低血压休克和肺水肿等症状。戒断症状：焦虑、打呵欠、流泪、流涕、出汗、瞳孔散大、鸡皮疙瘩、血压升高、心率加快、体温升高、寒战、厌食、恶心呕吐、腹绞痛和腹泻等。

3. 海洛因(herion) 化学名称“二醋吗啡”，俗称白粉，是从鸦片中分离出来的一种生物碱，在鸦片中含量10％左右，为无色或白色结晶状粉末。也可由吗啡和醋酸酐反应化学合成。

海洛因进入体内后的消除半衰期极短($t_{1/2}$0.07小时)，在血脂酶的作用下脱去一个乙酰基后迅速代谢为6-单乙酰吗啡(6-MAM,$t_{1/2}$ 0.22小时),后者在肝脏中也很快代谢为吗啡($t_{1/2}$ 2.8小时),并按吗啡的代谢路径进一步代谢。

吸食后会产生欣快感,成瘾快,极难戒断,长期使用会引起精神失常、谵妄和幻想,过量使用会导致呼吸衰竭而死亡。海洛因有世界毒品之王之称,是我国目前监控、查禁的最重要的毒品之一。

4. 盐酸哌替啶(杜冷丁) 是一种合成镇痛药,为白色结晶状粉末,其作用和机制与吗啡相似,但镇静、麻醉作用较小,仅相当于吗啡的1/10~1/8。易成瘾,连用1周可产生耐受性,长期使用会产生依赖性,被列为严格管制的麻醉药品。

九、有机溶剂的滥用和毒性

1. 挥发性有机溶剂的种类

(1)甲醇、异丙醇、甲苯、二甲苯、丙酮、甲基乙基酮、三氯乙烯、四氯化碳和汽油等挥发性溶剂。

(2)含挥发性溶剂的生活用品,如指甲油、去渍剂、干洗剂,清洁剂、发胶、鞋油、防冻液等。

(3)含挥发性溶剂的学习用品,如胶水、涂改液等。

(4)家庭装修用化工产品,如烯料、各种油漆、涂料等。

(5)亚硝酸类,主要有亚硝酸异戊酯和异丁基亚硝酸酯,其主要滥用人群是中老年人。

2. 滥用方式 一般以鼻嗅、鼻吸或口吸用的方式被滥用。乙醚和笑气(氧化亚氮)是最早以吸入形式滥用的有机溶剂。

3. 滥用人群 汽油、胶水、油漆稀释液等挥发性溶剂的滥用者多集中在未成年的青少年,成年的溶剂滥用者多集中在可以接触到有

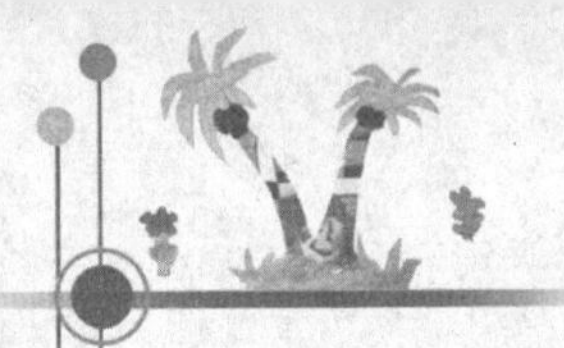

机溶剂的相关职业人员，如油漆工、加油站工人和家具业工人等。亚硝酸异戊酯的滥用多见于年长者。

4. 毒性和依赖性表现 挥发性溶剂滥用产生的症状和体征类似“醉酒”，可出现头晕、语言不清、嗜睡和欣快、恍惚样幻想。在各类挥发性溶剂滥用中，以长期和高剂量滥用甲醇（致失明和男性不育）、异丙醇、苯（致骨髓抑制引起的血液病）、甲苯（致多脏器多系统损害）、四氯化碳（致进行性神经衰弱症候群）和含铅汽油（致铅中毒）的后果最为严重。

经常滥用同一种挥发性溶剂或同一种含溶剂的胶水、涂料等化工产品后 3～6 个月，可形成心理依赖。

十、毒品滥用的危害

1. 对社会的严重危害

（1）对家庭的危害：吸毒者在自我毁灭的同时，也破坏自己的家庭，使家庭陷入经济破产、亲属离散，甚至家破人亡。

（2）对社会生产力的巨大破坏：吸毒首先导致身体疾病，影响生产，其次是造成社会财富的巨大损失和浪费，同时毒品活动还造成环境恶化，缩小了人类的生存空间。

（3）扰乱社会稳定：毒品活动加剧诱发了各种违法犯罪活动，扰乱了社会治安，给社会安定带来巨大威胁。

（4）传播传染病：吸毒不仅损害本人健康，还会造成艾滋病、乙型肝炎、丙型肝炎、性病的传播等公共卫生问题，其中最严重的是艾滋病的感染和传播。原因是静脉注射毒品者共用的不洁注射器造成艾滋病感染率极高，特别是吸毒妇女，更是传播和感染艾滋病的高危人群。

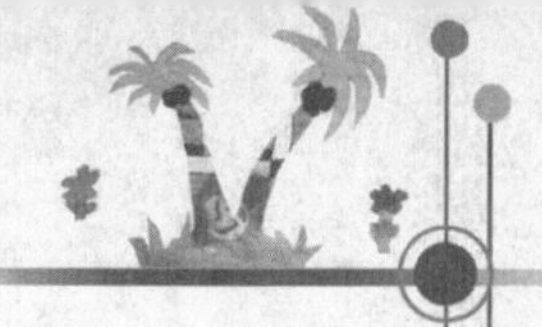

2. 对吸毒者自身的危害

(1)短命:吸毒者一旦成瘾,就再也摆脱不了毒品。停吸引起的戒断反应,使人感到痛苦万分,以致许多吸毒者在没有经济来源购毒、吸毒的情况下,或死于严重的身体戒断反应引起的各种并发症,或由于痛苦难忍而自杀身亡。据统计,吸毒者多数短命,寿命一般不超过 40 岁;毒品就是白骨精,毁你身体要你命。

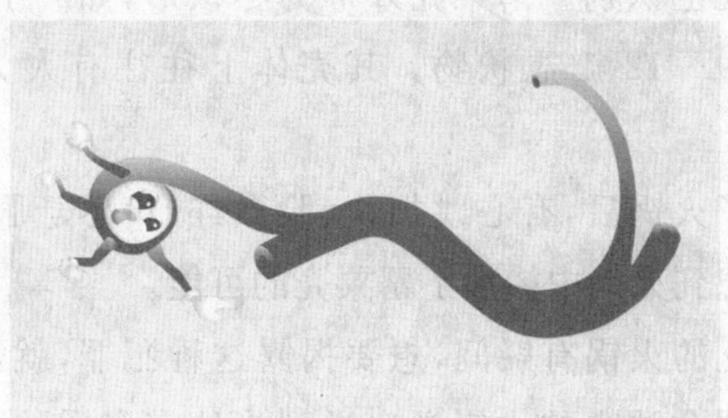

(2)刑事犯罪:在渴求用药的强烈欲望支配下,驱使吸毒者不顾一切地去贩毒或者通过从事盗窃、抢劫、卖淫甚至杀人等手段来获得购买毒品的费用。此外,由于毒品的贩卖都是成帮结伙的,吸毒者也只有加入他们圈中才能源源不断地获得毒品。这就导致犯罪团伙甚至跨国犯罪团伙的形成。

十一、学会识别毒品

1. 从外观上识别阿(鸦)片 阿(鸦)片为一种黑褐色膏状物,有一种特殊的呛人气味,没有嗅过的人如果近闻,可刺激你不自禁地打喷嚏。仔细嗅之,其气味中包含蜜糖、烟叶及石灰水等杂味。

2. 从外观上识别海洛因 海洛因成品的包装为灰白色长方扁块,一般为塑料薄膜热封,外面通常用黄色不透明的胶带纸缠绕,有

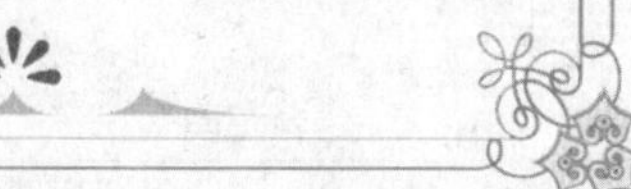

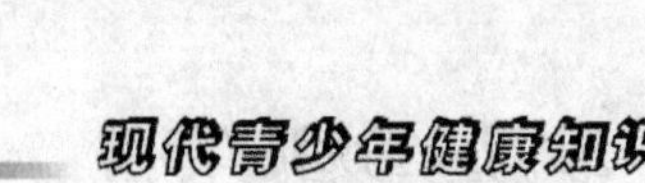

250克、350克等不同规格包装。零散毒品交易中的海洛因，一般用方形或长方形白纸包装，每包0.1～1克不等。海洛因毒品一般为白色或灰色块状、粉末状物质，也有棕色较潮湿粉末状物质，还有一些因掺入其他物质后呈浅黄色、灰色等。大多数海洛因毒品均有醋酸气味。如果发现这种特殊包装的小纸包，应引起高度重视。

3. 识别火锅中掺加的罂粟壳

(1)从外观上识别。罂粟壳外形为枣核形，如鸽子蛋大小，一头尖，另一头呈9～12瓣冠状物。其壳体上往往有人为切割的多道刀痕。

(2)如吃了火锅后，有心跳加快、脸微红、口感舒服，吃后不易入睡等感觉，应想到火锅中掺加了罂粟壳的可能。

(3)如对吃的火锅有疑问，想要揭露这种犯罪，就需要瞒着店老板取样(取下层含油少的火锅汤)，送到当地有资质的毒品检测机构进行毒品分析。

4. 青少年应远离毒品，防止吸毒　青少年吸毒，往往是受他人诱骗，把吸毒当做一种时髦的生活方式来对待，但是对于毒品的危害却知之甚少，当真的陷进毒品的漩涡之后才发现为时已晚，追悔莫及。所以加强青少年的禁毒教育，尤其是对中小学生的教育是非常必要的。社会各界和学校要认真贯彻《中华人民共和国未成年人保护法》和《中华人民共和国预防未成年人犯罪法》，动员社会各方面力量，调动社会各种积极因素，宣传毒品危害，杜绝毒品来源，组织禁毒宣传教育活动，对中小学生进行多方面的禁毒教育，让学生了解禁毒知识、认清毒品危害，自觉远离毒品，增强中小学生防毒、拒毒的意识和能力。

(1)自觉接受毒品基本知识和禁毒法律法规教育，认识毒品危害，做到学法、知法、用法、守法，用社会主义道德风尚和精神文明约

束自己。

(2)树立正确的人生观,不盲目追求享受,寻求刺激,赶时髦。

(3)不听信毒品能减肥,能健身,能解脱烦恼和痛苦,能给人带来快乐等各种花言巧语。

(4)不结交有吸毒、贩毒行为的人。如发现亲朋好友中有吸毒、贩毒行为的人,一要劝阻,二要远离,三要报告公安机关。

(5)不进歌舞厅、酒吧等娱乐场所,尤其不要在这种场合,以及其他场合接受陌生人提供的免费食品和饮料,不要接受别人递的烟。

(6)如果在自己不知情的情况下,万一被引诱、欺骗而尝试第一次吸毒,也要毅然决然,坚决不再吸第二次,这是决定你是否悬崖勒马,与毒品决裂的关键一步。

要组织青少年学法、知法、用法、守法,引导青少年远离毒品场所,严防毒品侵害,提高青少年抵御毒品的能力,要求青少年用社会主义道德风尚和精神文明约束自己。

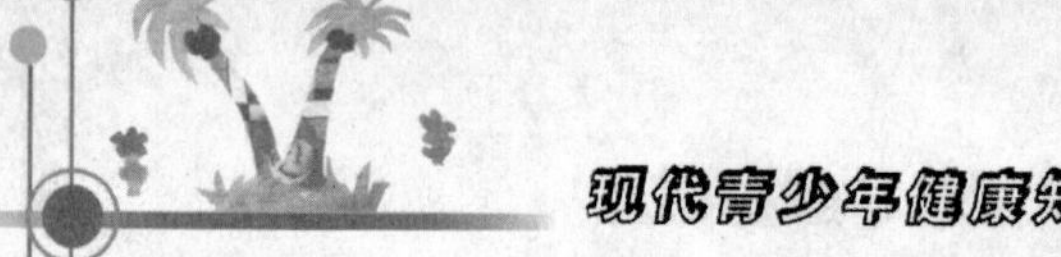

第十五章 学生近视眼的防治

我国是世界上近视眼高发病率国家之一，尤其是中小学生的视力不良近年来增速显著，下面两组权威数据足以说明这一点：2006年9月，由国家体育总局、教育部等10个部门联合进行的全国第二次国民体质检测结果显示，全国在校学生视力不良率小学生31.7%，初中生58.1%，高中生76.0%，大学生为82.7%。而1985年由卫生部、国家教委和国家民委组织的一次全国性调查，小、初、高和大学生的近视眼发生率分别为12.3%、34.9%、61.2%、66.0%。也就是说，2006年我国小学生和初中生的近视眼发生率较20年前，分别上升了1.6倍和0.7倍，可见当前学生近视眼问题很严重，令人忧虑，已经引起政府部门和社会公众的高度关注，有的眼科专家甚至预言，如让这种情况任其自然发展下去，“到下个世纪，近视眼的继发症和并发症可能接踵而成为一个严重的社会问题”。因此，当前学生近视眼的预防和控制已刻不容缓。

一、何谓近视眼

近视眼，顾名思义，即能看清近处的东西而看不清远处的东西，即近视力一般正常而远视力差，因此又称短视眼。近视眼是一类因眼的屈光不正而引起的眼病，临床上以眼的屈光学指标作为其诊断标准。

学生近视眼多为单纯性近视眼，近视力影响不大，一般都可达到

1.0。但远视力却很差，且近视度越高，远视力越差。近视度为3.0D以上的近视眼，远视力通常在0.1以下；近视度为2.0D的近视眼，远视力在0.2～0.3之间，1.0D的近视眼，远视力可达0.5。

二、近视眼的分类

1. 按照近视的病理性质分类　按照近视的病理性质可将近视眼分为单纯性近视眼和病理性近视眼两大类。

(1)单纯性近视眼：20岁以内的青少年近视眼，大多数近视力正常而远视力降低，原因是由眼的屈光系统与视网膜的匹配不正常引起，但其他眼组织是正常的。这种近视眼用适当的镜片即可将视力矫正至正常。

(2)病理性近视眼：多见于20岁后的成年人近视眼。这种近视眼近视力和远视力都明显降低，原因是除眼的屈光系统异常外，其他眼组织也有病变，如黄斑部出血、视网膜剥离与萎缩等。这种近视眼用镜片矫正往往得不到较好的效果。

2. 按照近视程度分类

(1)近视度小于300度(3.00D)者，称为轻度近视眼。

(2)近视度300～600度(3.00D～6.00D)者，称为中度近视眼。

(3)近视度大于600度(6.00D)者，称为高度近视眼。

3. 按照近视屈光度改变程度分类

(1)假性近视眼：指用阿托品散瞳后，近视度数消失呈正视或远视。

(2)真性近视眼：指用阿托品散瞳后，近视屈光度消失未降低或降低不明显(<0.50D)。

(3)混合性近视眼：指用阿托品散瞳后，近视屈光度降低明显

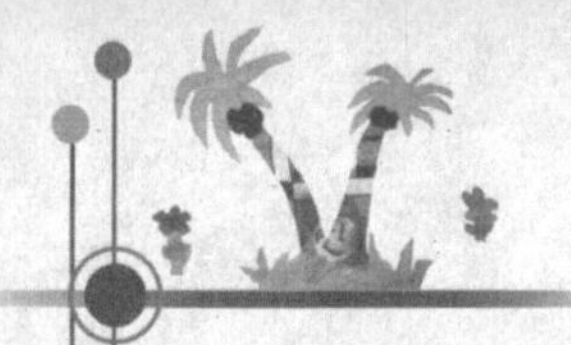

(>5.00D),但未恢复至正视。

4.按照屈光成分分类

(1)屈光性近视眼:可分弯曲度性近视眼和屈光指数性近视眼两种。

①弯曲度性近视眼,是由于角膜或晶状体表面弯曲度过强所致。

②屈光指数性近视眼,是由屈光介质的屈光指数过高所引起。

(2)轴性近视眼:是由于眼球前后轴过度发展所致。

三、近视眼的形成原因

近视多由屈光不正引起。正常屈光状态下,从远处来的平行光线进入眼球的光线经眼屈光系统屈折后,正好成像在视网膜上。而在屈光不正状态下,进入眼球的光线不能聚焦在视网膜上,而是落在视网膜前面,使远距离物体不能清晰地在视网膜上成像,看到的是弥散的光环,造成看不清远处的东西。

环境因素(如不良的视觉环境,读书写字时光线不足,近距离用眼时间过长,读写姿势不正确等)和遗传因素是造成近视发生或发展的主要原因。

1.环境因素

(1)用眼距离过近:正常阅读距离应是30~35厘米。当书本与眼睛的距离缩短到7~10厘米时虽仍能看清物体,但如果经常以此距离看书或写字,就会使眼睛的调节异常紧张,而形成屈光性近视。

据研究,在各种致近视因素中,用眼距离过近是青少年近视眼发生的直接原因。这是因为青少年的眼球调节能力很强,球壁的伸展性大,近距离学习时眼内压升高,使睫状肌和眼外肌经常处于高度紧张状态,从而引起睫状肌痉挛,导致视力减退。

(2)用眼时间过长:有的青少年看书写字做作业,或看电视等连续3～4小时甚至更长时间不休息,这样不仅影响身体健康,而且使眼睛负担过重,眼内外肌肉长时间处于紧张状态而得不到休息,久而久之,当看远处时,就感到模糊而形成近视。

(3)照明光线过弱:光线过弱,书面照明不足,眼睛不能清晰地看清字体,头部就会向前,凑近书本,眼睛容易疲劳,眼睛的调节过度或痉挛而形成近视。

(4)写字姿势不正确:写字时如果握笔的拇指与食指对捏,手指就会遮挡视线,使他看不清笔尖,被迫低头或头部向左歪,从而拉近眼睛和书本的距离,加快近视的发展。采取拇指与食指不相碰的姿势,不仅书写时用力更科学,也不会遮挡住正常视物的目光。

(5)其他影响因素

①在行车或走路时看书。行车时因为车厢在震动,身体在摇动,眼睛和书本距离无法固定,加上照明条件不佳,加重了眼睛的负担,容易引起近视。

②躺着看书。躺着看书时,两眼不在水平状态,眼与书本距离远近不一致,两眼视线上下左右均不一致,书本上的照度不均匀,都会使眼的调节紧张而且容易把书本移近眼睛,加重眼睛的负担,日久就形成近视。

③睡眠不足。睡眠不足可造成第二天精神不振,头昏脑涨,加重了眼睛负担,促使近视发生。

④书桌过低或过高。若桌椅太低,使头前倾,脊柱弯曲,胸部受压,眼睛调节相对紧张。或桌椅过高,双脚悬空,下肢容易摆动,不能保持正确姿势,都能使眼睛发生疲劳,久而久之就容易发生近视。

2. 遗传因素　近视眼有遗传倾向,已得到公认。高度近视眼与遗传因素的关系比中低度近视眼更大些。据调查,双亲为高度近视

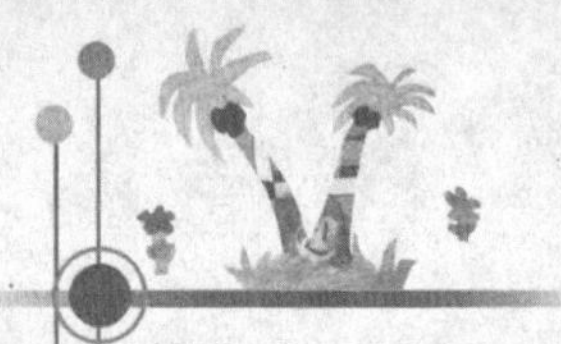

者，其子女高度近视眼的发生率高达 90％～100％，且近视形成年龄早。

近视度较低的单纯性近视眼的形成既有遗传因素，也有环境因素的参与，两者对近视的发生各占一半。

四、近视眼的临床表现

1. 视力降低　近视眼最突出的症状是远视力的降低，但如眼底无病理变化，近视力通常是正常的。一般而言，近视的度数愈高远视力愈差，300 度以上的近视眼，远视力不会超过 0.1；200 度者，远视力在 0.2～0.3 之间；100 度者，远视力可达 0.5，有时可能更好些。

2. 视力疲劳　低度近视眼的视力疲劳较常见，这是由于近视眼的调节与集合两者之间的不协调所致。高度近视由于注视目标距眼过近，集合作用不能与之配合，故多采用单眼注视，反而不会引起视力疲劳。

3. 飞蚊症　高度近视眼患者常常感到眼前有黑点飘动。好像蚊子飞动一样。它往往伴有眼前光芒，火星闪光等感觉。这些黑点实际上是玻璃体内的一些很细微的不透明体，由玻璃体液化或变性所产生。这些不透明体在视网膜上的投影就是飞蚊症。

五、近视眼的并发症

高度近视眼可引起多种并发症，最常见的并发症有以下几种。

1. 斜视　多引起外斜，双眼近视度数相差大于 300 度者，易引起度数深的眼外斜和弱视。

2. 视网膜脱离　原因尚不清楚，可能与眼轴延长、视网膜变性、

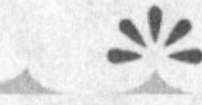

玻璃体液化等病变有关，有时伴有外伤史。

3. 青光眼　高度近视眼发生青光眼的患病率比正常人高6～8倍。

4. 暗适应时间延长　这是由于高度近视眼的色素上皮细胞发生病变后影响视细胞的光化学反应过程所致。

5. 白内障　多因晶状体营养障碍和代谢失常而逐渐发生混浊所致，其白内障形成的时间较长。

6. 黄斑区病变　由于近视眼的眼轴延长，黄斑区脉络膜发生萎缩，造成黄斑变性、出血和裂变，其结果是引起永久性视力损害，起初表现为视力减弱，最终可导致视力完全丧失。

近视眼除由于远视力降低，视物不清而影响学习、就业（某些工种）、参军和日常生活外，还可引起前面提到的各种并发症，严重损害健康。

六、近视眼的预防

保护视力，预防近视，必须了解预防近视眼的基本知识，树立爱眼、护眼意识，养成良好的用眼卫生习惯。

1. 保持正确的读写姿势　读书写字身体要坐正，保持眼睛与书本距离为33厘米左右，这是预防近视眼最重要的环节。其次写字时执笔角度要合适，用铅笔、钢笔写字时笔杆与纸面的角度在40°～50°之间，用毛笔写字时力求笔杆直立。

2. 保持正确的读写环境　读书写字时要有充足的光线，不要在过亮、过暗的光线下读写（如太阳直射光线下、傍晚光线不足时）。不歪头或躺着看书，不走路看书，不在晃动的车船上看书。

3. 看电视和操作电脑时的用眼卫生　看电视时，人与电视机应

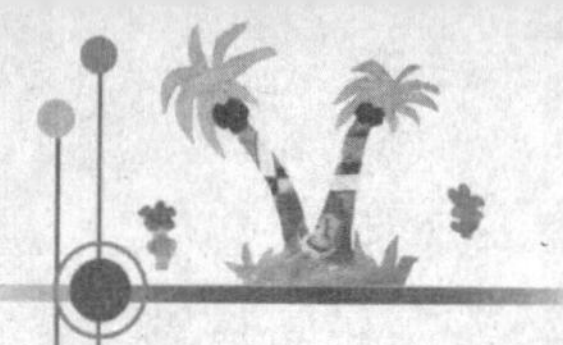

保持3米以上距离,电视的光亮度要合适,不能过亮或过暗。电脑操作台应低于一般课桌的高度,座椅最好高低可调。显示屏幕中心应与胸部在同一水平线上;电脑屏幕与眼睛之间距离应不低于50厘米,视线应略低于平视线10°～20°。电脑操作间的光线不应太弱或太强。

无论看书、写字、看电视或操作电脑,连续用眼时间不能过长,以不超过1小时为宜。课间休息时要注意放松眼睛,应到教室外活动或凭窗远眺或闭目养神。

4. 坚持做眼保健操 眼保健操的功能是通过自我按摩眼部周围的穴位,使眼窝内血液循环畅通,起到放松眼肌,保护视力的作用。做眼保健操时要求做到:闭眼,经常剪短指甲,保持两手清洁,按揉时穴位要准确,手法要轻缓,按揉面要小,以感觉酸胀为度,不要过分用力,防止压迫眼球。结束后再睁眼向窗外远望片刻。最好每天做两次眼保健操。

5. 远眺防近视 经常到户外凝视远处(10米以上)景物进行远眺,可放松眼的调节,每日3～4次,每次起码要5～10分钟。

6. 雾视法防近视 又分为远雾视和近雾视两种。

(1)远雾视法:是用＋3.0D的凸球镜片看远处,让眼调节充分放松。

(2)近雾视法:是用＋1.0～＋1.5D的凸球镜片看近处,在看书写字时佩戴,可减少看近的过度调节。

七、近视眼的矫治

出现视力下降时,要尽快到医院眼科做进一步检查。如果确认已患近视,要及时到医院或正规的眼镜店验光配镜,佩戴合适的近视眼镜。这种用凹透镜做的眼镜,利用其对于光束的发散作用可以使得物体所成的像远一点，刚好成像在视网膜上，从而远视力得到矫正。

配镜的原则是采用使近视眼的视力矫正到最佳视力的最低度镜片。一般低于 6.00D 的近视眼，要充分矫正并经常佩戴；高度近视者，达到完全矫正所需要的镜片度数眼睛往往不能耐受，只好降低镜片度数，以既能获得较好的视力，又佩戴较舒适。

注意不要互相借戴眼镜。每个人的屈光度数、瞳孔距离不相同，互相借戴眼镜会出现眼疲劳等症状，影响视力，有害无益。

第十六章　警惕掉进网瘾的深渊

国际互联网技术以前所未有的快速发展深深影响到社会生活的各个方面。随着电脑网络的不断普及，上网在给我们的学习、工作、生活和人际交流带来极大帮助的同时，网络成瘾也开始困扰越来越多的网民，尤其是青少年及其家庭，逐渐成为突出的社会问题。由此也产生了一种时髦的医学新病种——网络成瘾综合征（简称 AID）。网络作为人类智慧的产物，虽不是洪水猛兽，但却是一把双刃剑。当代青少年在充分享受着网络带来的快乐、快捷的同时，其身心也正承受着网络负面效应的影响和毒害。越来越显现的青少年网瘾问题受到政府和公众的高度关注。

一、网瘾的定义

网络成瘾综合征（AID），简称网络成瘾或网瘾，是一种对网络过度依赖而产生的心理和精神障碍疾病。根据 2008 年 11 月 8 日在北京通过专家论证的由北京军区总医院制订的《网络成瘾临床诊断标准》中的定义，网络成瘾是指个体反复过度使用网络和依赖网络而导致的一种“精神行为障碍”，表现为对网络的再度使用产生强烈的欲望，一旦停止或减少网络使用时便出现戒断反应，同时可伴有精神及躯体症状。

网络成瘾者对现实生活冷漠，失去兴趣，而痴迷于网络游戏、情爱等虚拟的网络世界；经常在网上与陌生人聊天、通电话、约会等；电脑里常出现暴力、色情、赌博等图片；借钱上网或冒险去偷钱或者偷用别人账号上网等。一般网络成瘾者可出现视力下降、神经衰弱、关机后急躁不安等症状，网瘾严重者上网时身体会颤抖，手指头经常出现不由自主敲打键盘的动作，再发展下去则会导致舌头与两颊僵硬甚至失去自制力，出现幻觉。

网络成瘾依其所依恋的网络类型，可以分为网络游戏成瘾、网络色情成瘾、网络关系成瘾、网络信息成瘾、网络交易成瘾等五大类。其中网络游戏成瘾所占的比重最大，患者多为男性青少年；其次是网络关系成瘾，患者多为女性青少年。

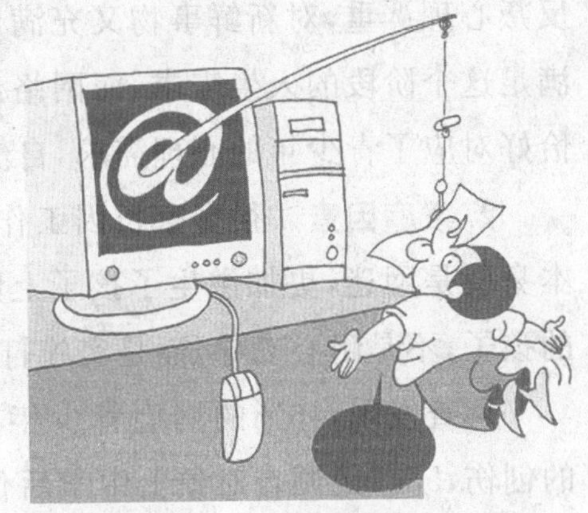

据调查，沉迷网络的青少年中，有95%的青少年是因网络游戏（如《魔兽世界》、《梦幻西游》、《魔兽争霸》和《泡泡堂》等）而上瘾。有人说《魔兽世界》是一款一辈子都打不完的游戏。一旦陷进去，就很难再拔出来。

二、网瘾产生的原因

青少年网瘾的影响因素主要包括自身因素、家庭因素、学校教育因素和社会背景因素。其中以家庭因素为最主要。

1. 自身因素　“网瘾”的产生与自身主观因素关系密切。满足感缺失、生理及人格方面存在某些不足的人，如性格内向、自制力差、无成就感、自卑、自闭、压抑、好奇、缺少朋友的人易上网成瘾。他们在网络的虚拟世界中可以肆意发泄、张扬，重新找到失去的自我；他们

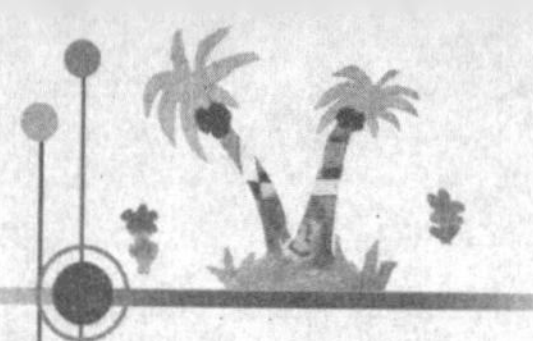

在网络上可以得到在现实生活中不能得到的东西，即使这些东西是海市蜃楼式的，如虚幻的友情、爱情和成就感等。

网瘾的高发人群多为12～18岁的青少年，以男性居多，男女比例为2∶1，而这个时期的孩子，本身大脑皮质发育不完善，意识也比较弱化，理解判断力差，自控能力也比较差。他们大多都处于青春期，反叛心理严重，对新鲜事物又充满了好奇，寻求刺激、惊险和浪漫，以满足这个阶段的人生需求，而网络出现之后，网络游戏、色情和聊天，恰好对应了青少年的心理需求，自然就会网络成瘾。

2. 家庭因素 很多家长因工作忙，没有时间照顾孩子，或是父母本身就是网迷，更加滋生了孩子上网的欲望；很多家长对于迷恋网吧的孩子，不是耐心劝导，而是实施打骂或暴力。

调查发现，46%的网瘾青少年在童年期有过家庭重大生活事件的创伤，55.7%调查对象上中学后仍然遭遇家庭暴力、惩罚的教育方式，而家长与孩子坐下来有效沟通的时间大多每周不足1小时。61.1%的家庭教养方式“有问题”（简单、粗暴，训斥批评多、沟通理解少）。父亲多采用专制或忽视型教养，而母亲则以溺爱、控制型教养较多。在这样的家庭环境中，他们的心理发育在某种程度上受到损害，缺乏安全感和信任感，缺乏与人建立互信亲密关系的能力，成为以后形成网瘾的重大隐患。

3. 学校教育因素 部分网瘾患者的老师或多或少地存在简单粗暴，爱发脾气、爱训斥；学校对学生的评价体系过于单一，往往单纯用学习成绩的好坏评价学生。有的学生可能学习不是特别好，但是其他方面很优秀，这些学生在学校中如果长期得不到肯定，就有可能自暴自弃，转而投向网络世界的怀抱。

4. 社会因素 网吧的出现，惊险的网络游戏、激情的色情电影和有趣的网络聊天等，最大限度地满足了自制力薄弱青少年的心理需

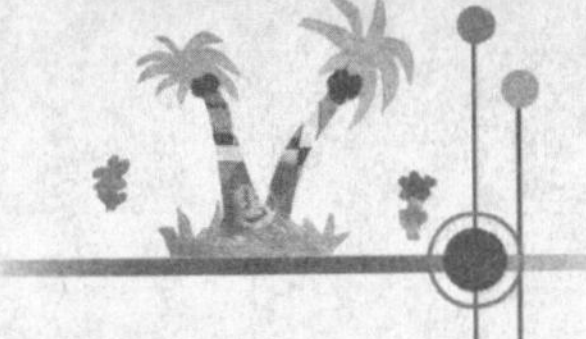

求。执法部门对色情网站和网吧缺乏有效的监管，执法不严；对于当前一些黑网吧的存在，更让家长们痛心疾首，忧心忡忡。

三、网瘾的易感人群

据统计，全球两亿多网民中，有1 140万人患有不同程度的网瘾综合征，占总人数的6%。我国大约4 000万未成年网民中“网瘾少年”约占10%。据此推算，我国目前有将近400万网瘾青少年。

调查发现，网瘾患者多集中在学生、无固定职业者（网虫）及家庭主妇，这些人有充裕的时间痴迷电脑和网络，因而是易感者。据设在北京的中国青少年心理成长基地近4年来收治的3 000多例网瘾青少年年龄特征分析，其年龄以15～21岁居多，尤以17岁的病例最多，也就是主要集中在初一到高一这个年龄段。性别以男性居多，占90%。

值得注意的是，以往被视为与网络绝缘的农村地区，近两年来网吧发展迅猛，差不多每个乡村都有网吧。由于农村孩子对这个世界有着更强烈的好奇心和求知欲，在课外活动贫乏、信息相对封闭的广大农村地区，网络将成为他们不健康的发泄渠道。而且由于父母没有精力去管教那些沉迷网络的孩子，更少有去请教专家帮助，放任自流，故青少年的网瘾问题往往比城市还要严重。

四、网瘾的危害

前不久，某市一个正读初中的16岁少年因深陷网络而从六楼跳下身亡。据该少年的母亲在孩子出事后诉说，这孩子的网瘾太深了，劝不回头，连学都不去上了。平时没钱上网，就找同学借，或拿同学

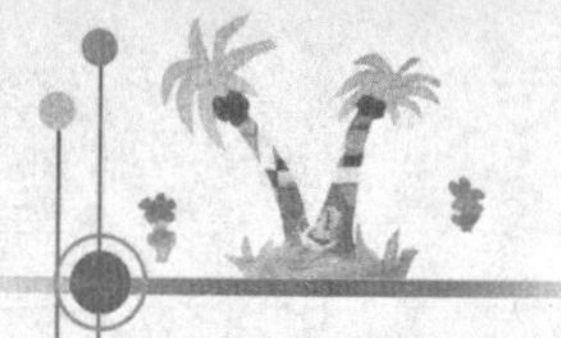

的东西去卖。老师也为此曾对孩子进行了多次教育，但收效不大。该少年出事前一个月曾离家出走，前不久其母才在一个网吧找到他，可他回来后又继续泡在网吧整夜不归。

还有一个16岁网瘾职高学生曾当过班长和团支部书记，亲朋邻居反映为人很老实，话语不多，待人也很有礼貌，平时在家都会抢着干活。可近两年来，由于沉溺上网，他简直变了另一个人，甚至把自己住校的生活费都用来上网了，并发展到不择手段偷拿家人和邻居家的钱，最后为了抢夺爷爷身上的60元钱，竟残害疼爱自己的亲人。

因深陷网络不能自拔而走极端，甚至犯罪的网瘾青少年虽说是个别的，但因网瘾引起的对个人和家庭的危害是普遍的，严重的。

1. 身心损害　出现视力下降、神经衰弱、失眠、紧张性头痛、注意力不集中、消化不良、胃肠神经官能症、恶心厌食、体重下降等症状。

2. 道德品质下滑　诱发孩子逃学、不与人交往、暴躁，产生攻击性等反常行为。一些人甚至会滑向犯罪的深渊。

3. 耽误学业　考试挂红灯、留级甚至退学。以致荒废了他们的学业。

4. 社会适应困难　拒绝与人交往，对人冷漠，情绪低落。

网络欺骗、赌博、色情、人身攻击、反动言论、犯罪行为，以及各种网络垃圾等都可能使青少年受到毒害。正如一位网络罪犯在法庭上所说："对没有成年人监护的青少年来说，国际互联网是一个非常危险的地方。"

五、网瘾的预防

只要自我约束，严格节制，加强自我保健，网络成瘾综合征是完全可预防的。

1. 业余生活和兴趣爱好多样化，不要单打一。积极参加体育锻炼，和朋友多聊天、散步，节假日可安排外出旅游、逛书店等，把上网看作只是业余生活的一部分。

2. 摆正学习与上网的关系，把学习摆在首位。

3. 严格控制上网时间，每天以不超过 2 小时为宜。这是防止网瘾最重要的一条。

4. 多进与当前学业相关的文化教育网站，把网上教育资源用于促进自己的学习。不进色情网站和其他不良网站。

5. 操作电脑时注意姿势正确。荧光屏应在与双眼水平或稍下位置，与眼睛的距离应在 60 厘米左右。操作间隙应站起来走动走动，做做保健操，尤其是眼保健操。

6. 一旦出现对上网有瘾的苗头，必须当机立断，马上与电脑脱离，停止上网。

六、网瘾的临床诊断

根据国内制订的《网络成瘾临床诊断标准》，网络成瘾的诊断需要具备下列基本特征和症状：

1. 出于非工作学习目的每天上网 6 小时以上，这是网络成瘾的一个时间标准。如果为了工作即使每天在网上逗留 10 个小时，也不能算是网络成瘾。

2. 每天 6 小时以上的上网状态持续 3 个月以上。

3. 社会功能即学习、工作和人际交往的能力因长期上网而受损。长期沉迷于网络可能导致对自己的学业及工作前途感到悲观、自我评价过低、情绪低落、做事情没有兴趣、愉快感下降、与人交流过少，甚至害怕与人交往。

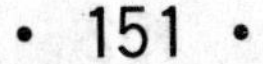

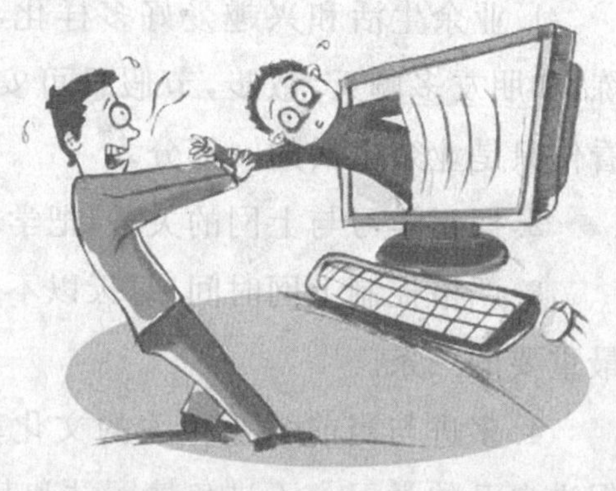

4.对网络的使用有强烈的渴求或者冲动感，即对网络产生心理依赖。

5.有戒断反应，这是诊断其为网络成瘾的必备标准。表现为，如果家长不让上网或者因为断电等原因而不能上网时就会出现周身不适、烦躁、易怒、注意力不集中、睡眠障碍等戒断症状。有一个网瘾学生这样形容想上网而却上不了的感觉："心里像被掏空了一样"。

七、网瘾的治疗

一旦诊断为网络成瘾综合征，就应当尽早接受治疗，不要讳疾忌医。最好到专治网络成瘾综合征的心理专科门诊在心理医生指导下积极进行治疗，因为这样的医疗机构已积累一定的治疗经验。

据中国青少年心理成长基地主任陶然介绍，他们治疗青少年网络成瘾综合征采取的是心理治疗、医学治疗、军训、教育和社会体验"五位一体"的治疗模式。

1.心理治疗 采用个人、家庭、团体循环疗法，对青少年的心理及行为问题进行针对性的干预，促进个体心理不断完善，家庭幸福和谐。具体采用认知疗法技术，实施行为矫治技术，纠正偏差行为，进行自我控制与行为技能训练，运用精神分析自由联想、梦的分析等手段，帮助学员了解自己的心理动态。通过艺术治疗，包括音乐、绘画、舞蹈、心理剧等手段激发孩子心理潜能，有效表达自己，同时通过系统家庭治疗，处理家庭问题，促进家庭心理功能完善。

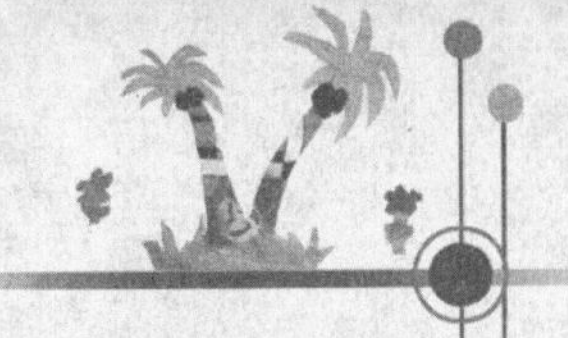

2. 医学治疗　对于有神经官能症的一小部分学员，实施必要的药物治疗，以调节神经内分泌平衡。

3. 军训　让孩子们体验军营生活，规范日常行为，调节生物节律，锻炼意志和勇气，纠正不良的生活习惯，促进体格的健康发育。

4. 教育和社会体验　安排孩子们去少管所，让他们看到有些孩子因为网络成瘾走上犯罪道路；去孤儿院，让孩子感受到有家的温暖，有家的幸福；到清华、北大去参观，为他们树立人生的目标和理想。